家族のための〈認知症〉入門

中島健二
Nakajima Kenji

PHP新書

はじめに

友人である医師から、よく相談の電話を受けるようになりました。これまでも医療の問題について、あれこれと助言を求められることはあったのですが、最近明らかに、相談の内容が変わってきたのです。

「自分が診ている患者の母親が、夜になると、身の回りの物を入れたバッグを持って外を歩き回るので困っているらしい。どうしたらいいだろう」、とか「箪笥《たんす》に入れたはずの財布がなくなったと言って、毎晩のように家じゅうの机や押入れを引っかき回す親戚がいる。一度診てくれないか」などというものです。

私がアルツハイマー病をはじめとする認知症患者の診療が専門であることを知っての電話です。このような相談を受けるたびに、悩み苦しんでおられる家族の胸中を思わずにはいられません。

そこで私は、本書で実際の症例を示しながら、患者さんにどう対応したらよいかを具体的に述べてみようと考えました。

ところで、最近、新聞やテレビでも「アルツハイマー病」の文字が踊っています。これはどんな病気なのでしょう。本書では、アルツハイマー病や、その親戚ともいえるいくつかの病気のことを、分かりやすく説明します。しかし、その前に、『医学大辞典』による「アルツハイマー病」の説明をお読みください。

【アルツハイマー病】

初老期（六十五歳以前）に発症するアルツハイマー病（初老期痴呆）と、老年期（六十五歳以後）に発症するアルツハイマー型老年痴呆をあわせてアルツハイマー型痴呆と呼ぶ。

一九〇六年にアルツハイマーが初老期発症の痴呆例と脳病理所見の特徴を報告し一九一一年にクレペリンがアルツハイマー病と命名した。臨床経過は三期に分けられる。

第一期（初期）……進行性の記憶障害、失見当識《しつけんとうしき》、失語《しつご》・失行《しっこう》・失認《しつにん》、視空間失見当《しくうかんしつけんとう》が見られ、被害妄想、心気―抑うつ状態、興奮、徘徊などをともなうことがある。

第二期（中期）……中等度から高度の痴呆の状態となる。言語了解・表現能力の障害が高度となり、ゲルストマン症候群、着衣失行・構成失行、空間失見当、言語間代、言語反復、反響言語などが見られる。

第三期（末期）……精神機能は高度荒廃状態となる。全経過は六～十五年で、平均九年である。

わが国では六十五歳以上での痴呆の半数以上はアルツハイマー病といわれる。（医学書院『医学大辞典』改行筆者）

これが痴呆症（認知症）の代表例であるアルツハイマー病に関する説明です。専門家向けの説明ですから、一般の方が読んでもよく分からないでしょう。失見当識だの、失語だの、ゲルストマン症候群などといわれても、ぴんときませんね。でもこのページだけを見て、逃げ出さないでください。このような内容の文章をこれから先、ずっとお見せするつもりはありません。

右の**【一般向け解説】**はこうなります。

アルツハイマー病は、いまから百年ほど前に、ドイツのアルツハイマー医師が報告した痴呆症（最近は認知症と呼ぶようになった）です。

物忘れが最初に現れる症状で、そのために財布や貯金通帳がなくなった、盗られたと騒ぎになることがあります。次第に今日は何日か、季節はいつかが分からなくなります。自分の住んでいる場所も分からなくなるので、迷子になることもあります。手足の力はあるのに、服を着たり脱いだりができなくなったり、トイレに行っても後始末ができなくなったりします。実際には存在しない人や動物が見えると言って、興奮することもあります。次第に言葉数が少なくなり、寝たきりになります。

発病して十年くらいで亡くなるようです。この病気は、高齢者の認知症の五割以上を占めています。

さて、この本は次の人たちに読んでいただきたいと思って書きました。

1　アルツハイマー病など認知症の患者さんを身内に持った人たち。

病院で「あなたのお父さん（またはお母さん）は認知症です」と診断されて、「分かりました、では認知症の専門病院に入れます」と答える家族はいないでしょう。いままで家族の一員として皆に愛されてきた人が、突然、砂糖菓子が崩れるように人格や判断力が崩れてしまったとき、その人をどうお世話したらいいか、途方に暮れるでしょう。この本は、そんなときに読んでもらいたいと思っています。

2　病院や介護施設で、認知症などの看護・介護に従事している人たち。

すなわち看護師、薬剤師、介護士、理学療法士・作業療法士・言語聴覚士、介護支援専門員（ケアマネージャー）、支援相談員、ソーシャルワーカー、ボランティアなどです。

3　訪問看護ステーションや、地域包括支援センターに勤務する人たち。

これらの施設では、家で寝たきりやほぼ寝たきりになった方、あるいは認知症などで介護が必要になった方やその家族からの相談にのるほか、実際の在宅でのサービスを提供します。対象となる方の多くは認知症ですから、ぜひとも、本書から最新の知識を得てほしいのです。

4　大学や看護学校で、老人医療、老人介護を担当している教官。

5　そしてもちろん、私の仲間である医師にも、ぜひ本書を読んでもらいたいと願っています。

いまや高齢者医療は、医師がその専門性にかかわらず関心を持たなければならない分野です。その証拠に、「介護保険専用主治医意見書」を作成する医師が年々増えていますが、その医師は老年科や神経内科だけではありません。開業している一般内科、外科、整形外科、婦人科、皮膚科、精神科などさまざまです。本書に紹介してある症例から、患者の実態を理解していただきたいと思っています。

これまで認知症に関して書かれた本は、一般向けであっても、専門書をすこしやさしくしただけで、「病気とはどのようなものか、その種類は、その診断方法は、その治療は」などといった内容でした。

でも一般の人は、診断方法より、介護のしかた、お世話のしかたを知りたいのです。自分たちがいま父や母にしてあげていることが、これでいいのかを知りたいのです。もっとよい方法がないかを知りたいのです。

認知症介護のプロを自認している方も、いままでと一風変わったスタイルの本書を、ぜひお読みください。症例をとおして、その介護の実際や問題点をストレートに記述したつもりです。

もちろん、本書では必要に応じて病気そのものの解説をします。しかし、それは最小限度にとどめ、もっぱら患者さんへの接し方について述べたいと思います。

本書は、私が大学附属病院での週に二日の外来診察でお目にかかった患者さんや、病棟に入院していただいた患者さんとのおつき合いから生まれたものです。そのほか、頼まれて診察をさせていただいた他の病院の患者さんも含まれます。患者さんやそのご家族から、多くのことを教えていただきました。プライバシーの関係でお名前は変えてありますが、この本をお読みになった皆さんは、「ああ、これはうちの父に似ているな」とか、「母がこんな症状だった」などと思われるでしょう。それほど、この病気は多いということなのです。

〈おことわり〉

①二〇〇五年から、わが国では「痴呆症」と呼ばずに「認知症」と呼ぶことになりました。痴

呆症という言葉は古くから使われてきて、国民の間には定着していますが、これが差別的な意味を含んでいるというのがその理由です。

私はその呼称が何であれ、この不幸な病に冒された人にどう対面していくかが、一番大切なことであると思っています。認知症と名前を変えれば、患者さんの尊厳を保った対応がなされるわけではありません。しかし、認知症という呼称は広く国民の意見（パブリックコメント）を求めた結果、厚生労働省が正式に決定したのですから、本書でも認知症と記載することにします。ただ、認知症患者さんが呈する症状は、医学的には痴呆症状といわれますので、そのように表現していることをご了承ください。

②本書では、しばしば介護者という言葉が出てきます。一般的には、配偶者、息子、娘など患者に近い人を指しますが、病院や施設などで患者のお世話をするヘルパーや看護師を意味する場合もあります。

家族のための〈認知症〉入門

目次

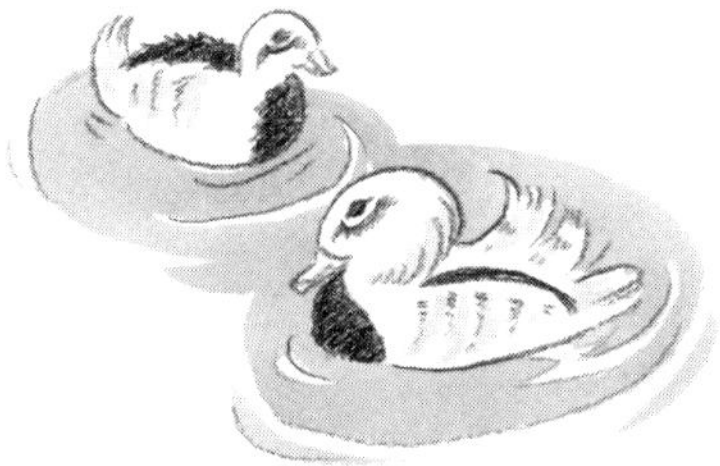

はじめに

第1章　愛する家族が認知症になったら
——診察室を訪れた人びとの物語

昔と今が混在、虚構に生きる義母
母が八十歳、実子の私七十五歳!?　22／昔と今の区別がつかない　24
誤りの訂正は逆効果　26／生年月日は、その人の基礎石　28

夫は替え玉では、という妄想
「私が起きている間は、起きていて」と頼むわけは……　31
夜になると外に出て行く　32／義父が私の布団の中に　33

預金通帳や貴重品の〝紛失〟
「泥棒に入られた!」「貯金通帳再発行」　37／貴重品の隠し場所　40

妻の痴呆を隠す夫
アルツハイマー病はうつ病の親戚か?　43／まず要介護の認定を　46

「呆け」は身内の恥？　48
絵を描くことで安定した画家の日常
ある老画家の記録　55／再び創作活動　57／老木は語る　60
帰る道が分からず行方不明に
四〇キロメートル、徒歩の旅　64／壊れた脳の羅針盤　67
スカートを脱いで歩く妻に困り果てて
傍若無人の性格に変わった妻の行動　74／スカートを振りながら帰宅　77
夫はがん、妻は認知症
お稽古を休むようになって……　82／スーパーマーケットが訓練の場　84
予行演習——なじみの関係と環境　87
認知症になった医師——いつ仕事から退くか
パーキンソン病と区別する　96
偏った食事が原因の痴呆症状
男やもめの悲劇　106／バランスのとれた食事メニューを　108

激しい幻覚でバットを振り回す
泥棒が来た、イタチも来た　113／棒やバットを枕元に置く毎日　117

第2章
認知症とはどんな病気か
――さまざまな症状のあらわれ方

1……認知症（痴呆症）は、いくつもの病気をあらわす症状名
アルツハイマー病　125
血管性認知症　128
ビンスワンガー病　130
ピック病（前頭側頭型認知症）　130
レビー小体型認知症　132
エイズ　132
うつ病との違いについて　134

2……認知症によく見られる症状とその対処法
物忘れ　139

心配ない物忘れ、心配な物忘れ　142
認知機能障害　147
幻覚　148
錯覚　150
妄想　150
夕暮れ症候群　154
徘徊　158
睡眠障害と夜間徘徊　161
性行動異常　165
同じ質問や同じ行動を繰り返す　168
物を盗る（万引き）　171
3……認知症の診断と治療はどう行われているか
問診による診断　176
診察　178
脳の画像検査　179
メンタルテスト　183
血液や脳脊髄液の検査　184

認知症の治療　187
薬物治療　188
周辺症状に対する薬物療法　190

第3章　介護の現場から――その実態と問題点

1……介護のための具体的実践法
家庭か、施設か
家庭は安らぎの場所　192／病院は治療が主体　194
介護老人保健施設（通称・老健施設）はお世話が主体　194
食事と栄養の問題
一日に三〇種類の食材で調理を　196／口から食べられなくなったらミキサー食　198
食事を喉に詰まらせたときの応急処置　200
暮らし方の工夫
生活環境を整える――部屋を明るく　201
社会性を保つ――お化粧療法やボランティアとの交流　202
衛生状態をチェックする

入浴——清潔を保つことが合併症の予防に　205
口の中の清潔（マウスケア）　207／高齢者の肺炎予防　208／尿漏れと大便漏れ　209
尿失禁の原因とその検査　210／排尿・排便を習慣づける　211／水分の補給は充分に　212
つくられる失禁をなくす——トイレ環境を整備　213
認知症の人の身体的な問題点
脱水は痴呆症状を強くする　214／肺炎から意識障害になることも　215
白内障と緑内障にまわりが気づくには　216
高齢者の難聴——聞こえないのか、意味が分からないのか　218
味覚障害による塩分の摂りすぎに注意　219／転倒と骨折予防　219
二重遭難を防ぐ　222／食べ物の工夫で便秘予防　224
2……**医療と介護に関わる人びと**
看護師　225／理学療法士（PT）　226／作業療法士（OT）　227
言語聴覚士（ST）　228／介護士　228
介護支援専門員（ケアマネージャー）と支援相談員　229／栄養士　230
ソーシャルワーカー　231／ボランティア　232

第4章 介護者（家族）を守る

――上手な介護サービスの利用とネットワーク作り

1……家族が負担を抱え込まない知恵

家族だけで看ていこうとするのは間違い 236

患者も家族も共倒れにしないための介護保険制度 238

誰が母親を看るか――三人の兄妹の主張 240／ときどきやってきて注文をつける 242

世間体を気にして病院を移動 244／一人に看護を任せきりにしないで 247

兄弟姉妹で話し合いをする 249／家庭でお世話をする際の注意点 250

外部の助けを導入しよう 251／お互いに助け合うシステム作り 252

介護の苦労と発言権 253／認知症を認めようとしない家族の説得法 254

介護サービス利用には、内容をよく検討する 255

罪の意識を持つのは優しいからこそ 256／バーン・アウトにならないように 257

友人や近所の人の援助を得よう 258／地域にもボランティアを 260

2……医療費の問題、法的な問題

あなたの経済状態はだいじょうぶ？ 262／潜在的費用も考えておく 263

医療費や介護費に関して　266／法的問題――成年後見制度　267

エピローグ

介護者（家族）は疲れきっている　272／Home, sweet home　276

［イラスト］池田八恵子
［編集協力］広田雅子

第1章

愛する家族が認知症になったら

診察室を訪れた人びとの物語

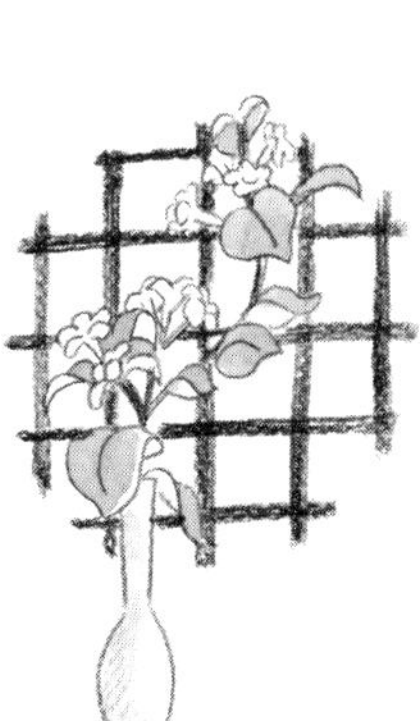

❖昔と今が混在、虚構に生きる義母【山田春子さん　七十三歳　アルツハイマー病】

母が八十歳、実子の私七十五歳!?

病院に春子さんを連れて来た嫁（長男の妻）は、こう言いました。

昨日のことです。朝まだ暗い時刻に、物音がしました。台所のほうです。人が居る！　そう思ったら、恐怖で心臓が口から飛び出すのではないかと感じました。胸がどんどんと打っているのが自分でも分かりました。

私は隣りで寝ている主人を揺り動かして、「何か音がしているわよ、台所のほう、見てきてよ」と言いました。主人も怖かったのでしょうか、それでも大きな咳払いを一つしました。しかし、物音はそのまま続いています。泥棒ではなさそうです。私と主人は起き出して音のするほうへ行きました。義母《はは》が居ました。

「お義母《かあ》さん何してはるの、こんなに朝早く！」

私は思わず、大きな声を出しました。

「見たら分かるやろ。おはぎ作ってんのや」

義母は手を休めずにそう言いました。だいたい義母は早起きでしたが、午前四時前に起きる

ことはありません。私が理由を聞くと、

「おばあちゃんの好物がおはぎだってこと、あんたも知ってはるやろ」

と答えました。私はてっきり、おはぎを作って仏壇に供えるのだと思いました。事情があって、祖母の位牌を私たちの家で預かっているからです。

すっかり眼が醒めてしまった私は、おはぎ作りを手伝いました。実は、明日は息子の誕生日だからお赤飯を炊こうと思って、私がもち米を水に浸けておいたのです。義母はそれを見ていて、おはぎ作りを思いついたのでしょうか。

私たちが床についてすぐから、義母は起き出していたのでしょう。もち米も小豆もよく炊けていました。出来上がったおはぎを、義母は重箱に入れて、風呂敷に包みました。

「お義母さん、そのおはぎどうするの」

と聞きましたら、

「決まっているやないの、吉田の家に持って行って母に食べてもらうのよ」

と言ったのです。

義母の実家は、左京区（京都市）の吉田山の近くにあります。それで、私たちは義母の実家を、吉田の家と呼んでいました。

「お義母さん、おばあちゃんはもう二十年も前に亡くなっているのよ。皆でお葬式にも出たし、十三回忌も吉田の家でしたじゃないの」

と言うと、

「あんたは、私の母を殺す気なの」

とえらい剣幕で叱り、その日は一日中不機嫌でした。

翌日には、義母は機嫌もなおり、前日のようなことはなくなりましたが、夕方に「おしん」のドラマを見ていて老婆が登場すると、「吉田の母はどないしてはるかねえ」と言いました。その後も何日か、「吉田の母を見てこなければ」とつぶやきました。

昔と今の区別がつかない

この義母は、決してふざけているのでも、嫁をからかっているのでもありません。

認知症、とくにアルツハイマー病では、物事を覚えられない、覚えてもすぐ忘れるのが特徴です。昔のことは比較的よく覚えているのですが、新しいことが覚えられないのです。でも病気が進むと、昔のことも忘れるようになります。ですから、昔と今のことが区別がつかなくなったり、一緒になったり、順序が逆になったりしてしまうのです。

この女性は、二十年前に亡くなった母のことを忘れています。葬式のことも、十三回忌をしたことも忘れています。まだ生きている、と思っているのです。ですから、「おはぎを作ってお母さんに食べさせてあげたい」という優しい気持ちから炊事を始めたのですが、あまりにも朝早かったために、周囲を驚かせてしまったのです。

アルツハイマー病の人は虚構の世界に生きている、というのはこのことです。

外来診察のとき、私はこの女性に質問をしました。

「あなたはいま、おいくつですか」

「数えで七十五です。もう、おばあちゃんになってしまいました」

「そうすると、お生まれになったのは大正ですか、昭和ですか」

「大正の末、十四年三月九日です」

「あなたのお母さんは、どうされました」

「元気ですよ。いま、吉田にいます。そう、長男のところです」

と嫁のほうを振り返りながら言いました。

「お母さんは、おいくつですか」

「母も、いい年です。八十くらいだと思います」

「あなたが七十五歳で、お母さんが八十歳ですか」

女性は黙ってしまいましたが、訂正することはありませんでした。

誤りの訂正は逆効果

この女性に対し、子供（や他の家族）が「それは間違っている」と強く訂正すべきなのでしょうか。

そんなことをしては、逆効果です。興奮させるだけです。

「そんな馬鹿なことを言って」とか、

「おばあさんはとっくに亡くなったのも、覚えていないの」

「お義母さんがこんなに早く起きたので、家族中が起きてしまったじゃないの。大変な迷惑よ」

と叱れば、この女性は誤りに気づいて、軌道修正ができるのでしょうか。そんなことはありません。かえって彼女の自尊心が傷つけられます。

いくら認知症になったにせよ、人は最後まで自尊心を持ち続けます。それを損なうようなことをしてはいけません。

むしろ次のようにしてあげたら、この女性はどのような反応をしたでしょうか。

一緒におはぎを作りながら、

「お義母さん、こんなおいしそうなおはぎ、きっとおばあちゃん、喜んだでしょうね」とか、

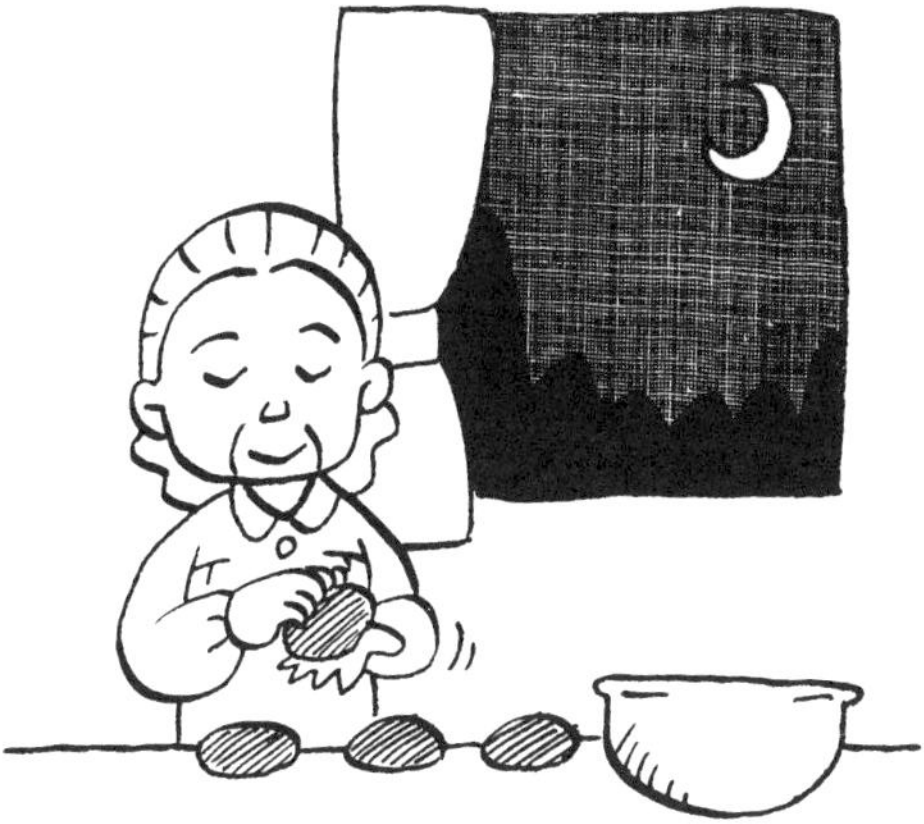

虚構の世界に生きるアルツハイマー病の人たち――おはぎを食べさせたい人は、すでに亡き人なのだけれど。

「お義母さんはまだおばあちゃんが生きていると思っているけど、当然だわね。あれだけ可愛がってもらったんですもの」

おおよそこのような会話をお義母さんと交わしたらどうですか、とお嫁さんにお話ししました。

とにかく、強くは否定しないことです。

一カ月後に、お嫁さんから私に電話がかかってきました。それによると、義母は「母がまだ生きていて、吉田で暮らしている」と主張し続けていたそうです。でも、家族はそれを黙って聞いてあげることにしました。祖母の思い出をめいめいに話しながら、その中に祖母がもう亡くなって何年経つという会話を織り込んでいったそうです。仏壇の前に祖母の写真を置き、線香を立て花やおはぎを供えておいたところ、義母はそれを不思議そうに見ていましたが、特に発言はなかった、とのことでした。

しかし、母がまだ生きているという妄想は、ついに春子さんから消えることはありませんでした。ですから、その後も「吉田の母」のことを何回か口に出したそうですが、夜中に起き出しておはぎを作ったり、家に帰ると言って着替えをすることも、ひどい興奮をすることもなくなりました。

この女性がアルツハイマー病であることは、病気の経過を詳しく聞いたことや、脳の画像検査（ＭＲＩとSPECT検査、この検査については、あとでやさしく説明します）でも裏付けられました。ＭＲＩでは脳の萎縮が、ＳＰＥＣＴでは脳血流の減少が、はっきりと認められました。

詳しく聞きますと、この女性の病気は数年前から始まっていたのです。それが、周囲からは「年のせい」と思われていたのです。アルツハイマー病の重症度では、中等度ということになります。

生年月日は、その人の基礎石

お気づきでしょうが、私が誕生日と年齢を質問したのに対し、正しく答えています。このことは、まだ自分の年齢や生年月日を覚えているということです。生年月日はその人に固有のものので、動くことはありません。つまり建物の基礎石のようなものです。ですから、アルツハイマー病など認知症の初期では、まだちゃんと答えられることが多いのです。しかし病気が進んでくると、この基礎石もぐらついてきます。

この女性がおとなしくなったのは、なぜでしょう。もしかしたら、この女性はまだ簡単な計算ができるのかもしれません。正確な数値は出せないにしても、八十と七十五の差はわずかで、その差が実の親子ではありえないことに、薄々気づいたのでしょう。

私は「あなたが七十五歳で、お母さんが八十歳ですか」と質問をしましたが、これは患者さんに答えてもらおうと思ったからというより、付き添ってきたお嫁さんに「お義母さんの状態を知ってもらいたい」という意図があったからです。事実、お嫁さんは私と義母のやりとりを聞いていて、ショックを受けたようでした。

そのような意図があったにせよ、この患者さんの自尊心を考えたとき、あんな質問はしなければよかったのかな、と思いました。

この患者さんの示した妄想は、認知症に見られる現象です。特にアルツハイマー病では、よく見られます。山田春子さんの場合、家族の対応はよかったと思います。春子さんの言っていることを否定せず、一緒におはぎを作りながら、優しく話しかけた態度により、春子さんは混乱に陥ることはありませんでした。

妄想は、他人がそれは間違っているといくら言っても、本人は信じきっていて、訂正させることができないものです。

【妄想への対処のヒント】

①否定しない

まず、本人が言っていることを笑ったり、バカにしたり、否定したり決してしないことです。「そんなバカなことを。お母さんの言うことはまったくの嘘よ。誰もそんなこと信じませんよ」と言われて、「ああそうか、私は間違っていたのか」と訂正するほど、妄想という症状はもろいものではありません。

②一緒に探す

物が失くなった、誰かが来て盗っていったと言い張るなら、「そうなの、では警察にお願いしなければね」と言いながら、「でも、もしかしたら、どこかにしまってあるかもしれないから、一緒に探しましょう」と、一緒に探してあげるくらいの度量が必要です。

❖夫は替え玉では、という妄想【吉本保子さん　六十八歳　アルツハイマー病】

「私が起きている間は、起きていて」と頼むわけは……

吉本保子さんを、夫（七十歳）と保子さんの妹（六十二歳）が連れて来ました。夫はいかにも疲れきったというようすで、椅子に座りながらも、うとうとしています。もっぱら妹が、保子さんの状態を説明しました。保子さんは不安げな面持ちで、それを眺めています。

「とにかく姉は一晩中騒いで、この義兄《あに》を眠らせないのです。私の姉ながら情けないし、義兄に申し訳ないし……」

と妹は言いました。

「私が悪いんじゃないです。皆がいろいろ言うから。私はそんな女ではありません。それで、うちの人にもちゃんと見てもらおうと」

と保子さんは興奮気味にまくし立てます。

「誰も姉さんが悪いなんて言ってはいませんよ。姉さんがわけの分からんことを言うから、皆がおかしいと思っているんです。一度病院でしっかり診てもらったらどうかと……」

「私は病気ではありません」

以上のような会話で、外来診察は始まりました。

吉本さん夫婦は京都市郊外に住む農家で、結婚以来、二人で働いてきました。子供は三人、娘は結婚して東京に住み、息子二人は農業を継がずに、京都市内で所帯を持っています。

夫婦とも、これといった病気をしたことはありません。年はとりましたが、身体を動かしていたほうがいいと、二人で細々と農業を続けています。

その妻が、半年前から不眠になったのです。それだけでなく、自分が起きているときは夫にも起きていてくれ、と要求するようになりました。言葉遣いも荒くなり、目つきも鋭くなった、と夫はその変わりように驚くようになりました。以前は、物静かな人だったのです。

夜になると外に出て行く

その上、三カ月くらい前から、夜になると保子さんが外に出て行くようになったのです。郊外ですから街灯はなく、夜になるとあたりは真っ暗です。それを懐中電灯も点けずに歩くので、危険なことこの上ありません。夫が懐中電灯を持って、妻のあとを追うことになりました。やっとの思いで連れて帰れば帰ったで、一晩中、何かわけの分からないことをぶつぶつ言って起きており、それで夫も疲れ果ててしまいました。

心配した妹が、保子さんを近くの診療所に連れて行きました。そこの医師は、「原因は不明だが、とにかく夜間は眠らせたほうがいい」と睡眠薬を処方しました。しかし、それはほとんど効かず、かえって興奮が強くなりました。

二回目の私の外来診察で、保子さんはこう言いました。

「私はそんなふしだらな女ではありません。私は夫だけを大切にし、家を守ってきました。子供もちゃんと育てました」

私は夫に、何があったのか、詳しく話すように言いました。

夫はやっと口を開きました。

義父が私の布団の中に

「半年くらい前から、妻が私を見て、『あなたは本当に私の夫か』と言いだしました。『もう一人、あなたと同じ人がいるような気がする』と言うのです。何を馬鹿なことを、と取り合わなかったのですが、そのうち妹にも『いまの夫は本物と思うか』と尋ねるようになりました。

しばらくして今度は、『私たちの寝間に義父がやってきて、自分の寝床に入ってくる』と言いだしたのです。私の父は、十年前に死んでいます。私が『そんな馬鹿なことあるわけがない』と否定すると、妻は真顔で怒ります。『私は夫の父と同じ布団に寝るような女ではありません。でも義父《ちち》の顔を立てなければならないし、どうしたらいいの』、と言うのです。私に一晩中起きていてくれと要求したのは、そのためでしょう。また、夜間外に出て行くのも、それと関係があると思います。私の父が私たちの部屋にやって来るのなら、そのときに自分がそこに居なければいい、と考えたのだと思います」

妻も夫もこの半年間不眠で、ふらふらになっていました。当然食欲も落ち、二人とも体重が一〇キログラム近く減ってしまいました。

夫は「食事も作ってくれないし、夜寝かしてももらえない。まるで地獄です」と言いました。

幻覚とは、実際には見えないのに見える（あるいは聞こえる）ことをいいます。保子さんが、十年も前に死亡している義父の姿を見たのも幻覚です。

妄想は、実際にはあり得ないことをそうだと信じ込み、それは間違いだと指摘しても訂正ができない状態をいいます。「替え玉妄想」もその一つで、吉本さんは夫を替え玉ではないかと疑っています。

先の山田さんには妄想がありましたが、吉本さんにはもっと激しい症状が見られました。アルツハイマー病による幻覚、妄想は、時として精神病と間違えるような症状を呈することがあります。不眠、興奮、攻撃が見られます。吉本さんは、まさにそのようなケースでした。

【幻覚と妄想への対処のヒント】

①生命を脅かすことはない

認知症に見られる幻覚や妄想は、そのことによって私たち家族や医療従事者が振り回されることはありますが、原則として生命を脅かされるほどのものではありません。それは他の精神病に見られる幻覚、妄想と異なるところです。もっとも、吉本さんの夫は、何日も眠らせてもらえないで、ふらふらになっていましたが。

②否定しない

先に紹介した山田さんもそうですが、妄想や幻覚を呈している人に、「そんなものは見えませんよ、何か他のものを人の顔と間違えたのではないですか」とか、「そんなことはありません、あなたの勘違いです」と言えば、その人は納得するでしょうか。納得どころかかえって興奮するのがおちです。無理に否定してはいけません。幻覚、妄想それ自体は、無害なのですから。

③受け入れる、あるいは軽く受け流す

患者は、自分の経験していること（幻覚や妄想）の確認を求めてくることがあります。そのときは、あとで（六二頁、一三七頁）述べるように、うつ病の人に対応する方法を思い出してください。「仕事をする気が起こらない」と言われれば、「そう、いま仕事をする気がしないのですね」とか、「夜眠れなくてつらい」と言われれば、「眠りたくても眠れないのは、つらいですよね」と、いったん患者の訴えを受け入れてあげる、というやり方です。つまり「自分の苦しみを共有してくれる人がいるのだ」と患者が思うことで、症状の軽減がはかられることを期待するのです。

認知症の人の幻覚や妄想に対して、「あなたには見えているのですね。私には見えませんが。でもあなたがそれを気にしているのなら、ちょっと調べてきましょう」とか、「誰かが押入れに隠れているような気がするのですね。あそこで物音がしていますから。いま、風が強くて外がざわついているから、そんな感じがしてもおかしくないですね。でも、ちょっと調べてきましょう」などと、軽く受け流すのも一つの方法です。

④勘違いしそうなものは片づける

部屋を見渡して、勘違いの原因になりそうなものは整理しておいてください。壁にかけた外套や洋服、鏡、人物が描かれた大きな絵、彫刻、壁にかけてある鬼の面などです。

⑤照明は明るく

部屋は、夜間でも照明をしておいたほうがいいでしょう。あまり明るすぎて不眠にならない程度に。廊下も明るくしておきます。

⑥視力、聴力は大丈夫ですか?

視力や聴力に障害があると、外の刺激を正しく受け入れることができません。鏡にぼーっと映った自分の姿を、自分に向かって歩いてくる他人と間違えることがありますし、「不審な物を見つけたら警備員に」を、「死んだ者を見つけたら警察官に」と間違えて聞く可能性があります。眼科医や耳鼻科医と相談してください。

⑦薬が処方されることも

一時的にでも興奮を抑えたほうが、患者にも介護している人にもよいと医師が判断した場合は、注射または経口薬が処方されます。これは、妄想や幻覚を抑える作用も持っています。

❖預金通帳や貴重品の〝紛失〟【大橋加寿子さん　八十二歳　アルツハイマー病】

「泥棒に入られた!」「貯金通帳再発行」

名古屋に住んでいる息子が、母親の大橋加寿子さんを病院に連れて来ました。以前から親しくしていた近所の人が息子に「最近、お母さんのようすが変だから、とにかく一度こちらに来て実際に見てください」と言われました」と電話をしてきたのです。近所の人というのは、加寿子さんの住む地区の民生委員です。

息子は、名古屋にある化学会社附属研究所の所長をしていますが、連絡を受けて京都の実家に駆けつけました。

民生委員は、息子にこう言いました。

「泥棒に入られたと警察に通報があり、警察官が駆けつけたのですが、警察官が『どうも言っていることがおかしい。話の内容が次つぎに変わり、どれを信用していいか分からない、警察としては引き続きパトロールなどは重点的に行うが、とにかく家族に連絡をしてください』と言ったのです。

また、近くの郵便局が困っているそうです。たまたま居合わせた人がお母さんの近くに住んでいる方で、お母さんと郵便局員のやりとりを一部始終見ていたそうです。それで、これは大変と、この方も私のところに報告に来てくれました。

私は郵便局に話を聞きに行きました。局長さんはこう言いました。『貯金通帳が失くなったと何回も局に言って来られるのです。そのたびに新しい通帳を再発行しています。はじめは三カ月に一回程度でしたが、次第に回数が増え、いまでは毎月のように紛失と再発行の繰り返しです』」

民生委員の説明を聞いたあと、息子は母親と数日一緒に過ごしてみて、確かにおかしいと感じました。

部屋の中が散らかっていました。きれい好きであった母の部屋とは、とても思えません。父が十二年前に死亡して以来、母は独り暮らしでした。六カ月前、正月休みに帰ってきたときとは、まったくようすが違っています。箪笥《たんす》は引き出されたままで、衣類などが畳の上に散乱しています。

「どうしたの母さん、まるで泥棒に入られたみたいだな」と言うと、「みたいだな、なんて。泥棒に入られたのよ」と答えました。

庭の草も伸び放題です。それどころか、大きな庭石の前には黒焦げになった鍋が五個、転がっていました。その周辺には、ほとんど炭と化した食材が認められました。ガスコンロの消し忘れが、何回かあったのでしょう。

以前から利用していた銀行にも問い合わせたところ、案の定、そこでも通帳の紛失と再発行が、この半年ですでに三回なされたとのことでした。

息子の推測では、母親は大事な物を隠すのですが、どこに隠したか思い出せないようなのです。小物入れや箪笥の中を引っかき回しても、見つからないのでしょう。遂にパニック状態に陥ってしまい、警察に電話をしたらしいのです。

貴重品の隠し場所

息子が、大掃除を兼ねて二日がかりで部屋の整理をしました。銀行と郵便局の通帳が見つかりました。それはビニール袋に入っていて、プラスチック製のごみ箱の下（底の裏）に貼り付けてありました。指輪と帯止めは、これもビニール袋に入れて丸めたあと、輪ゴムが何重にもかけられ、冷蔵庫の野菜保存トレーから発見されました。

認知症の人の〝紛失〟は、ほとんどの場合、どこかに置いたまま忘れてしまうか、あるいは意図的に隠すのですが、その隠し場所を忘れてしまうかのどちらかです。

リスは、食べ物の乏しくなる冬に備えて木の実を土の中に隠しますが、その隠し場所を忘れることがあります。

アルツハイマー病の人がしていることは、リスのしていることに似ています。あの愛くるしいリスの場合、忘れたどんぐりの実から翌年の春に植物誕生というドラマが生まれますが、人の場合、どのようなドラマになるのか、しばし考えてしまいました。

誰かに何かを盗まれることは、滅多にありません。加寿子さんの場合、息子が根気よく探したので発見できましたが、そのようなことは稀です。息子が、不要な下着や古雑誌などをごみ箱に入れ、それが一杯になったのでごみ箱ごと庭に放り出したところ、横倒しになったごみ箱の底にビニール袋が貼り付けてあることが分かったのです。

加寿子さんは、記憶力は障害されていましたが、判断力はまだ保たれていました。それで貴重品をごみ箱の底に貼り付けておくのが安全だと思ったのでしょう。ごみ箱を自分から捨てない限り、そのようなところに大切な物が保管されているとは、誰も気がつかないであろうと判断したのです。しかし、判断したこと自体を、覚えておくことができませんでした。

息子は冷蔵庫の中を整理しました。卵が十八個もありました。魚の干物が数種類ありましたが、一袋を除いて賞味期限はとっくに切れており、カビの生えた物や化石のようにかちかちになった物もありました。野菜もしなびたり、変色したりしていました。それらを整理していたら、ビニール袋に入った宝石類が見つかったのです。

【物を隠すことへの対処のヒント】

①片づけて、内容を書いた紙を貼る

このような患者さんに対する最良の対策は、部屋を片づけてしまうことです。いらないものは思い切って捨て、部屋をすっきりさせてしまうことです。隠し場所がないようにすることです。

箪笥には、下着、靴下、夏洋服、着物などと大きく書いた紙を貼り付けるとよいでしょう。

あるいは靴下や下着などの絵を書いて貼り付ける方法もあります。

春先からしばらくのあいだは冬物はいらないので、それらをダンボールにでも入れてしまっておくと、夏物と混同しないで済みます。

②重要書類は預かる人を決める

問題は、不動産の権利書や預金通帳、貴金属類の保管です。当面使う資金を入れた通帳を本人に渡し、あとは信頼できる人に預かってもらうのも一つの方法です。本人を安心させるために、「重要書類や通帳は、○○さんに保管してもらっています」と書いた紙を、よく目につくところに貼っておいてはどうでしょうか。

最近各地で増えている貸し金庫や貸しロッカーなどを利用する方法もあります。この場合も、鍵は誰かが預かるようにしたほうが安全です。

③冷蔵庫やオーブンの中も探す

多くの場合、物を隠す場所は、冷蔵庫、箪笥、オーブン、マットレスの下、布団の間などです。

物が失くなったとの訴えがあったときは、まず右にあげたような場所を探してみましょう。また、屑かごに大切な物を間違えて捨ててしまうことがありますので、ごみとして集積所に出す前に、もう一度チェックする必要があります。

❖妻の痴呆を隠す夫【梅森千登勢さん　六十三歳　アルツハイマー病】

アルツハイマー病はうつ病の親戚か？

本格的な夏の暑さを前にして、夫が妻の千登勢さんを連れて私の外来診察室に来ました。「『うつ病』ではないか、一度診てほしい」と言うのです。

千登勢さんは、数年前から家事にうとくなりました。

結婚以来、夫と一緒に雑貨店を経営してきました。町内会の役員を夫婦でこなし、夫は会長もしましたから、その町の人はみんな梅森さん夫妻とは顔なじみです。四十年も店を開いているので、客が注文をすれば、どこに何が置いてあるかは眼をつぶっていても分かるくらいで、すぐに品物を出すことはできます。それなのに、簡単な計算ができなくなりました。

近くにスーパーマーケットができ、そこに客を取られてあまり利益が上がらなくなったので、夫は何か資格を持った仕事につくことを考え、保険医療事務を学ぶため専門学校に通い始めました。

私が「うつ病かどうかは別として、なぜうつ病を強調されるのですか」と尋ねたところ、「保険医療事務の講習テキストに病気の簡単な説明が書かれており、『うつ病』の箇所は妻の症状にそっくりだから」

と答えました。

「どのようなところが、うつ病に似ているのですか」

「とにかく、最近反応が鈍くなったのです。朝も呼ばないと起きて来ませんし、食事も作るのに時間がかかるようになりました。夕方帰っても、テレビがつけっぱなしで、見ているのかいないのかぼーっとしています。夕食のおかずも、同じものばかりです。以前はこんなことはなかったのですが」

確かにこれだけを聞くと、医学書に出てくる、うつ病患者の症状に似ています。

しかし、千登勢さんはアルツハイマー病でした。しかも、はじめて私の外来診察に訪れた時点で、かなり病気が進んでいました。どうも夫の言う症状は、一二年くらい前から徐々に出て、それが進行してきたようでした。

自分の名前や夫の名前は正しく言うことができ、自宅の住所も正答したのですが、「あなたの家からこの病院までは、どのようにして来られましたか」の質問には、次のように答えました。

「えーと、どうでしたっけ（夫のほうを向いて）、バスでしたよね。そうバスです、バス。バスで来ました」

「あなたの家のそばからバスに乗って、そのバスでまっすぐ病院に来られたのですか」

「そう、だと思います。家の近くにバス停があります」

実際は、梅森さんは京都市に隣接する市に住んでいるのです。自宅近くから最寄りの駅までバスで行き、電車に乗り換えて四条河原町駅で下車し、そこからタクシーで病院に来たのです。

この患者さんは一時間前のこと、すなわち、今朝、家からどのようにして病院に来たのかも思い出せないのです。さらに、時間の観念もなくなっていました。今日は何月何日で、季節はいつですか、と尋ねても答えはありません。

京都の夏は祇園祭で始まります。七月に入ると、京の街中はコンチキチンの囃子《はやし》の音で賑やかになります。

「梅森さん、間もなく祇園祭ですね」

とヒントを与えても、

「祇園祭はいいですね。私は大好きです」

と抽象的な返事をするだけで、「七月」が出てこないのです。

私が、千登勢さんが着ている半袖の薄手のブラウスを指して、「涼しそうなお召し物ですね」とヒントを与えても、「夏」の季節が出てきませんでした。

診察の結果からも、脳のＭＲＩやＳＰＥＣＴ検査の結果からも、診断ははっきりしています。私は、夫にありのままを伝えました。「アルツハイマー病です、しかもかなり病気は進んでいます」と。

まず要介護の認定を

夫は専門学校に通っていて、朝から夕方まで不在です。二人の子供、息子と娘は結婚して、家には居ません。昼間は千登勢さん独りです。雑貨店は客もなく、ほとんど開店休業の状態です。

私は夫に、まず市役所に行き、要介護・要支援認定の申請をするように言いました。どれだけ他人の介護を必要とするかの客観的な判定（介護度）を受けておけば、介護に際して介護保険金の給付が得られるからです。それと同時に、市役所の福祉課でデイサービスを受けるための申請をすることも勧めました。朝から晩まで、家でじっとしていることを避けるためです。

夫は「考えておきます」と言いましたが、結局は、私が勧めた二つのことを実行しませんでした。

その代わり、年齢が六十歳くらいの女性を二人雇いました。午前中に一人が、午後にもう一人が千登勢さんの世話をするのです。この二人が雇い主である夫からきつく言い渡されたことは、妻を家から出さないこと、でした。

なぜ要介護認定の申請をしないのか、との私の問いに対し、

「まだそんなに悪くはないし、役所の世話になるのも……」

と夫は歯切れの悪い返答をしました。デイサービスを受けないことに対しては、

「一度見学に行ったのですが、妻が、ボール投げをしたり知らない歌を歌わされるのはかなわん、と言うものですから」

と答えました。

「何もプログラムに示されている内容を、すべてこなさなければならないということはありませんよ。食事をみんなで一緒にし、あとはご自分が気に入ったことだけでも楽しんではどうですか」

「私もそう思います。最近風呂に入らないので、困っているのです。どうも身体も洗えないようなので、私が一緒に入って洗ってやると言っても、嫌《いや》がるのです。いくら夫婦でも、恥ずかしいという感情は残っているのでしょうかね。デイサービスでは、希望者には女性の職員さんが手伝って入浴サービスをしているので、せめて風呂にでも入ってきてくれれば、と思ったのですが」

そう言いながらも、夫には強いてデイサービスを受けさせたい気持ちはなさそうです。それ

で大奮発をして、ヘルパーを二人雇ったのです。

「呆け」は身内の恥？

夫は妻が「呆《ぼ》けてきた」ことを、徹底的に隠そうとしたのです。みっともない、恥ずかしい、の感情が先に立ちました。世間体を考えたのです。ヘルパーを二人雇ったのは、妻に対する愛情や優しさではなく、妻を世間の目に触れさせないための方策でした。

千登勢さんは二週間ごとに私の外来診察を受けにやって来ましたが、病状が確実に進行しているのがよく分かりました。

夫が授業で忙しいときは、ヘルパーが二人がかりで千登勢さんを連れて来ました。二人がしていることは、昼食を作って千登勢さんに食べさせること、トイレのあとの始末ができているかをチェックすること、一緒に風呂に入って千登勢さんの身体を洗ってあげることでした。

もう一つ重要な任務は、家から外に出ないように注意することでした。

「料理作りには、千登勢さんも参加しますか」の問いに対し、ヘルパーは「はじめは手伝ってくれましたが、だんだんそれもしなくなりました。時間が惜しいので、こちらが作って食べさせることが多くなりました」と答えました。

ほとんど会話らしい会話も交わさないまま、ヘルパー同士でバトンタッチがなされているようでした。

千登勢さんのように、トイレのあとの始末ができず、また入浴を嫌がる人には、どう対処したらいいのでしょうか。

【排便、排尿と入浴介護のヒント】

①トイレや風呂場を絵で表示

トイレや風呂場がどこにあるか分からなくて、うろうろする場合があります。次に紹介する藤田彰彦さんがそうでした。トイレや風呂場を示す絵を大きく貼り出しておくのもよいでしょう。字ではなく絵のほうが理解しやすいようです。

トイレは夜間にも使用することがありますから、トイレに通じる廊下は照明を明るくして分かりやすいようにしておきます。

②「お漏らし」はまず泌尿器科の診察を

トイレでの失敗には、いくつかの要因があります。

●尿意を感じなくなっていて、膀胱内に尿が充満し、あふれ出てしまう場合。

●尿意を催してトイレに行くまでに我慢ができず、漏らしてしまう場合。
●逆に、さっきトイレに行ったのにまた行きたくなり、間に合わなくて漏らす場合。
●お腹に圧力がかかって膀胱を圧迫したために、漏れてしまう場合。これは強く咳《せき》こんだり、階段を飛び降りたりしたときに生じるもので、女性に多いのです。

いずれの症状も、泌尿器科医に相談する必要があります。

③「手続き」がうまくいかないときは指導する

もう一つのトイレの失敗は、排尿、排便の「手続き」がうまくいかないことによるものです。「手続き」などと言うと大袈裟に聞こえますが、私たちは生まれたのち、教育と学習によってこれらの行為を身につけます。おしめをつけた乳幼児から、時どきお漏らしをする幼稚園児、そして完全に自立できた小学生の頃を思い出してください。

ズボン（スカート）をずらす、パンツを下ろす、便座に座る（しゃがむ）、用を足す、そしてその逆の行為をして水を流したあと手を洗うことで作業は終わるのですが、この「手続き」を習得するために、幼かった頃のわれわれは大変な努力をしてきたのです。

認知症では、それらの手続き（行為）がうまく遂行できなくなります。これは「行為を失する」症状であり、「失行症」と呼ばれます。このような症状は、専門家である作業療法士の治療を受ける必要がありますが、とりあえずは家族が指導することになります。その場合には、衣服の脱ぎ方、着方を実際に示してあげるとよいでしょう。
ボタンより、ファスナーのついたズボンのほうが脱ぎやすいのは当然です。

④排便、排尿の記録をとる

排便と排尿の回数が分かれば、そのあとの訓練に役立ちます。記録をとっておくとよいでしょう。排便は、通常は一日一回から二回、排尿は、一日六回から一〇回です。排尿は、日中は一～二時間ごとになされますから、その時刻が来たら、トイレに連れて行くのも一つの方法です。

⑤指示は一つずつ、ゆっくりと

入浴にしてもトイレにしても、決して急がせてはいけません。指示を出すときは、一つひとつゆっくりと。

「さあ服を脱いだら、タオルと石鹸を持って浴室に入りましょう、滑らないように気をつけて」ではなく、「さあ服を脱ぎましょう」で服を脱いだのを見てから、「タオルを取ってください」、タオルを手にしたのを見て「石鹸も持ちましょう」、浴室に足を踏み入れるまえに「滑りやすいですよ、気をつけましょう」という具合です。

⑥転倒防止の手すり設置

風呂場は特に滑りやすいので、配慮が必要です。床に石鹸液が流れていれば危険です。素早く湯で流します。手すりを浴室に設置するのも、転倒防止に役立ちます。

⑦プライバシーに配慮しよう

いくら風呂場は裸の世界であるといっても、プライバシーは尊重しなければなりません。特に施設などで、共同で入浴しているときには、胸や陰部が露出しないように配慮してあげるようにします。大きなタオルを肩から掛けたり、膝の上にタオルを置くだけでも本人は安心します。

もう一つの問題は、夫が妻の病気を隠そうとしたことです。これにはどう対処したらいいのでしょうか。逆に、病名をまわりにどのように知らせるか、という問題もあります。

【まわりの人びとの手助けを得るためのヒント】

①本人が理解できないとき

本人が病気を理解せず、したがって病気に立ち向かっていこうという状況にないと判断されたならば、真の病名を本人に告げる必要はないでしょう。

②プライドか患者の快適性か

梅森さんのように、夫が妻の病気を隠そうとする心理は、何によるものでしょう。

誰も、自分の配偶者（あるいは親）が不利益になるのを望む者はいません。それなのに隠すのは、単に自分だけの利益――「恥ずかしいから」ではないはずです。「あそこのお父さんは呆けてしまって、自分の家族のことも分からないらしい」とか、「変な服装をしてうろうろと歩き回って、何をされるか分からない。気味がわるい」などと近所の人から陰口をされるのがつらいのです。

ちょうど精神病者に向けられた偏見の目が、かえって患者を家に閉じ込めさせてしまい、適正な治療を受ける機会を失うのと似ています。

梅森さんの夫にしても、妻の現状を説明して、隣組の人たちからなんらかの援助と同情を得たかったでしょう。しかし元町内会長のプライドが、そのタイミングをすこしずつ後送《あとおく》りにさせてしまったのです。

③病名を告げる人のリストを作る

家族の一人が認知症であると主治医から告げられたならば、病名を誰に告げるかを考え、そのリストを作りましょう。

そしてもう一度、その人が告げるにふさわしい人なのかを考えてみます。彼らがそれを聞いたとき、どう反応するかは興味のあるところです。これからの長い療養のためには、助けてくれる人が一人でも多いほうがいいのです。その人たちが、援助のネットワークを作ってくれれば、大助かりです。

正しい病名を教えないで、彼らに援助を求めることは不可能です。

④援助してくれる人びとに報告する

ボランティアによるネットワークができたら、彼らには大まかな病状を二、三カ月ごとに報告するとよいでしょう。

医師の診察を受けたのであれば、その内容、画像検査の結果なども、分かる範囲で彼らに伝えることは、支援に対する最小限度の義務でもあります。

一九九四年にアメリカ合衆国の元大統領ロナルド・レーガン自らが、自分はアルツハイマー病であることを明らかにしました（その二年前の一九九二年にアルツハイマー病の診断はされていましたが）。

その後、個人的なことはあまり明らかにされませんでしたが、彼は妻ナンシーとともにアルツハイマー病研究財団を作り、この病気の原因解明と治療法の開発に尽くしました。レーガン大統領は発病十二年後の二〇〇四年に死去しましたが、その間にレーガン財団から多くの資金が研究機関に導入されました。

もし彼が病名を伏せ、何もしないでそのまま十二年後に生命を終えれば、「第四〇代アメリカ合衆国大統領ロナルド・レーガンは九十三歳で死す」で終わったのです。

❖絵を描くことで安定した画家の日常【藤田彰彦さん　八十七歳　アルツハイマー病】

ある老画家の記録

藤田さんを、娘夫婦が私の外来診察に連れて来ました。藤田さんは十年前に妻を亡くしたあと、独り暮らしをしていました。

娘夫婦は藤田さんの近くに住んでいましたので、これまでも何かと面倒を見てきましたが、だんだん受け答えがはっきりしなくなってきました。それが最近さらにひどくなり、一日中家の中にこもったままになりました。

娘は、自分たちと一緒に暮らそうと父に提案をしましたが、六十年住んだこの家を離れたくないし、このほうが気楽だからと応じませんでした。娘が買ってきた材料で料理も自分で作っていたのですが、時どき食事を抜いているふしが見られるようになりました。娘夫婦は父が家にこもったまま、食事をする気力もなくなっていることから、先ごろテレビの健康相談という番組で紹介された、うつ病に似ていると思いました。

そこで、娘夫婦が藤田さんのところに移り住むことにしました。ところが、数日前、夜中に起きて廊下を行ったり来たりするのを不審に思った娘が尋ねると、「便所はどこかな、場所が分からんようになった」と言うので、これはただごとではないと病院に連れて来たのです。家では、押入れをあけて放尿したことが二、三回あったそうです。

診察室で、藤田さんはほとんど話をしません。目もうつろで、どこに焦点が合っているのかはっきりしませんでした。診察の結果、アルツハイマー病と分かりました。約二週間かけて一連の脳の検査も行いましたが、それもアルツハイマー病として矛盾のないものでした。

私は娘夫婦に病名を正直に伝え、できるだけ早く区役所に行き、介護保険の要介護認定の申請をするように勧めました。

藤田さんは、著名な日本画家でした。でした、と過去形にしたのは、この数年間、制作がなかったからです。風景画を得意とする藤田さんは、若いときから朝の散歩にもスケッチブックを持って行き、近くの寺院などで写生をするのが日課だったのです。その父が家に閉じこもったまま無為に過ごすのを見るのがつらい、と娘さんが言いました。

次の診察のとき、私は一枚の白紙と鉛筆を藤田さんに渡しました。

「藤田さん、もう桜の時期ですね。診察室で花見をさせてください」

と私は頼みました。しかし、なかなか描こうとはしません。

「父は、これは御室《おむろ》の桜、これは平野神社の桜と言い当てるほど、桜には詳しいのです」

と娘さんが言いました。その言葉に刺激されたのでしょうか、藤田さんは、私が渡した紙に花びらを数枚、うっすらと放射状に描きました。そして、こうつけ加えました。

「御室の桜は低いところに花をつけます。だから、桜のトンネルみたいになるんですわ」

次回の診察日にはもっと「力作」を持って来てください、と私は頼みました。それと同時に娘夫婦には、とにかく一緒に規則正しい生活を送るように指示しました。できてもできなくても、いままでどおりの生活を続けることが大切なのです。

「それが守れないからといって叱るのではなく、できたときは一緒に喜び、できなければこの次は、というくらいの気持ちでいきましょう」

とお話ししました。

診察の度に、「作品」に接するはずでしたが、約束はなかなか果たしてもらえませんでした。しかし、朝は娘さんが一緒にスケッチブックを持って散歩に出るようになり、すこしずつスケッチが増えました。

再び創作活動

二カ月ほど経ったときです。

「先生、こんなのを描いてくれました。何年ぶりでしょう」

娘さんは、興奮気味です。大判のスケッチブックを抱えていました。見開き二枚に、黒のフェルトペンで、山がゆったりと描かれています。

「先日、吉野山に行ってきました。父はこの山の桜が好きで、元気な頃はしょっちゅう絵を描きに行っていたのです」

娘の夫も協力することになり、車で連れて行ったところ、黙ってスケッチブックを取り出してデッサンを始めたとのことでした。

しろうとの私から見ても、重量感のある山が描かれていて、なかなかの出来栄えだと思いました。

「藤田さん、私は医学生の頃、絵描きさんの未亡人の家に下宿していました。その方の息子さんも画家でした。作品を何枚か見せていただきましたが、吉野山の絵もあったように思います」

と私がその画家の名前を言うと、藤田さんは急に顔を上げ、

「ほう、山口君をご存じですか。山口君とは美術学校で一緒でした。仲がよくて、学生時代からよく一緒に吉野山に行ったものです。ところで、山口君はまだ元気ですかな」

と言いました。

「あらいやだ。お父さん、山口さんは随分前に亡くなったでしょう」

と娘さん。

「ああそうだったかな、亡くなったかな」

その後も、スケッチブックを持参しての外来診察が続きました。よほど吉野山のスケッチが心に残ったのでしょう、そこを開くたびに、

「ここには山口君とよく行きました。ところで、山口君は、いまどうしているかなあ」

と言います。

娘さんも私もそれには答えず、もっぱら吉野山のデッサンを褒めることにしました。これをもとにして、秋の展覧会の出品作を描きあげてもらいたかったからです。

やがて、申請していた介護保険は「要介護２」と判定されました。

認知症の患者さんは、手足の麻痺《まひ》などはありませんし、見た目の障害の度合いが強くないので、介護度が低く判定されてしまいます。実際には手がかかるのですが、その評価が適正ではないと専門家の間でよく問題にされました。藤田さんの場合、その点が考慮されたようです。

この判定によって、藤田さんは月に一回のショートステイを、自宅近くの介護老人保健施設で受けることになりました。藤田さんが一週間そこに滞在し、食事、入浴など生活全般のサービスを受けている間、娘さんは父親に気を遣うことなく、自宅の掃除、洗濯、買い物にと自由

に時間を使うことができます。また二、三日の小旅行を夫婦で楽しんで、手足を十分に伸ばし、翌週からの介護のエネルギーを蓄えることができます。

藤田さんは、介護施設のデイルームが気に入ったようでした。大きな窓越しになだらかな山々を見渡すことができたからです。施設から渡された連絡帳には、「藤田さんはお食事の時間以外は、日の差し込む明るいデイルームに座って黙々と絵を描いていらっしゃいます」と職員が記載していました。

その秋の展覧会には、墨絵風ながらしっかりした作風の絵が展示され、みんなを驚かせました。若いときと比べれば、作品を完成させるスピードは問題にならないくらい遅いし、以前ほどの鋭さはありませんが、暖かい雰囲気を漂わせています。

老木は語る

私が大学を定年で辞めたあとは、他の医師が藤田さんの担当になりました。その担当医によると、私が診ていたときと比べ、そんなに病状が進行してはいないとのことです。

あるとき、私は藤田さんの家に電話をかけました。その後のようすを、直接知りたかったからです。

「先生に見ていただきたいものがあります。私どもの家まで、おいでいただけませんか」

と電話に出た娘さんは、弾んだ声で言いました。

藤田さんのお宅で私が見たのは、六〇号のキャンバスの中央に描かれた一本の桜の木でした。風雪に耐えた老木は、節くれだった数本の枝を伸ばし、その先は淡いピンクの花びらで覆われていました。枝の一本は折れたままで、その切り口が白く光っています。

京都の代表作家の作品を展示する会が夏に開かれますが、それに出品するのです。九十一歳の藤田さんが、迫り来る老いと痴呆症状と戦いながら描きあげたのです。

話がたまたまある画伯に及んだとき、

「その先生は私の師匠です」

と藤田さんは、嬉しそうに言いましたが、そのあと、

「先生はまだ生きておいでかな」

と自信なさそうに、診察室でのかつての会話と同じことをつけ加えました。二十年前と現在が行き交う時制に藤田さんは生きているのですが、また作品を通して人びとに感動を与えるという有意義な人生でもあるのです。

この藤田さんも、その前に紹介した梅森さんも、家族がうつ病の疑いを持っていました。

このような症例には、どのように対処したらいいのでしょうか。うつ病そのものについては、

あとで詳しく説明します。

【うつ症状への対応のヒント】

①本人の不安な心情を理解する

本人の心情を考えてみてください。もし軽度のアルツハイマー病であるならば、彼（彼女）は、自分がいまどのような状態にあるのかが理解できます。日ごとに薄れていく記憶力、手のひらから水がこぼれるように、覚えたそばから忘れてしまい思い出せないもどかしさ。もっと病気が進行すれば、この先どうなるのかという不安。それらがあたかも、うつ病やうつ状態のように映ったのかもしれません。これらを先ず、理解してあげることが必要です。

②がんばれと言わないで苦しみを共有

本人が、自分のつらい状況をやっと述べたのに対し、「がんばれ、そんなことでへこたれてはだめだ」などとは言ってはいけません。「あなたよりもっと年をとった人が、あんなに元気にがんばっているのに、あなたにできないわけがない」も禁物です。これでは、溺れている人のポケットに、石を詰め込むようなものです。

むしろ、いったん本人の気持ちを引き受けてあげるのがいいでしょう。

たとえば「仕事をする気が起こらない」と言われれば、「そう、いま仕事をする気がしないんですね」とか、「夜眠れなくてつらい」と言われれば、「眠りたくても眠れないのはつらいですよね」という具合です。

　相手に、「自分の苦しみを共有してくれる人がいるのだ」と思ってもらうことが重要です。

③他の人びととの交流を
　高齢者との交わりに、できるだけ参加させるようにします。しかし、無理強いはいけません。彼らとの交わりで、冗談を言い合ったり、面白いビデオを見たりして笑い声をあげることはいいことです。

④部屋を明るくする
　どの部屋も蛍光灯で明るくします。冬の間太陽の光線が少ない北欧のうつ病の患者を、南イタリアに連れて行ったところ病気が治ったくらいですから、うつ病の人にとっては明るい環境が薬なのです。

　実際、多数の蛍光灯で明るくしたデイルームを作り、効果をあげている認知症専門病院があります。

❖帰る道が分からず行方不明に【渡邉正信さん　六十四歳　アルツハイマー病】

四〇キロメートル、徒歩の旅

「父が二日間行方不明になっていて、昨夜警察に保護されました。迎えに行った警察署で、『あなたのお父さんの言っていることがおかしい。精神科で診てもらうように』と言われたのです」

と言って、息子が渡邉さんを私の外来診察室に連れて来ました。

患者や家族の中には精神科に行くのを嫌い、内科や神経内科で診てもらい、そこで「この病気は精神科」と言われてはじめて、精神科を受診する人がいます。

これも、そのようなケースでした。息子は、次のように話しました。

「父は会社を定年で辞めたあと、駐車場の管理人として働いてきました。しかし、昨年末に駐車場の経営者から、辞めてほしいと言われました。最近ミスが目立つようになった、というのがその理由でした。

月ぎめで貸している人に、駐車のたびに料金を請求するなどのトラブルが多くなったので

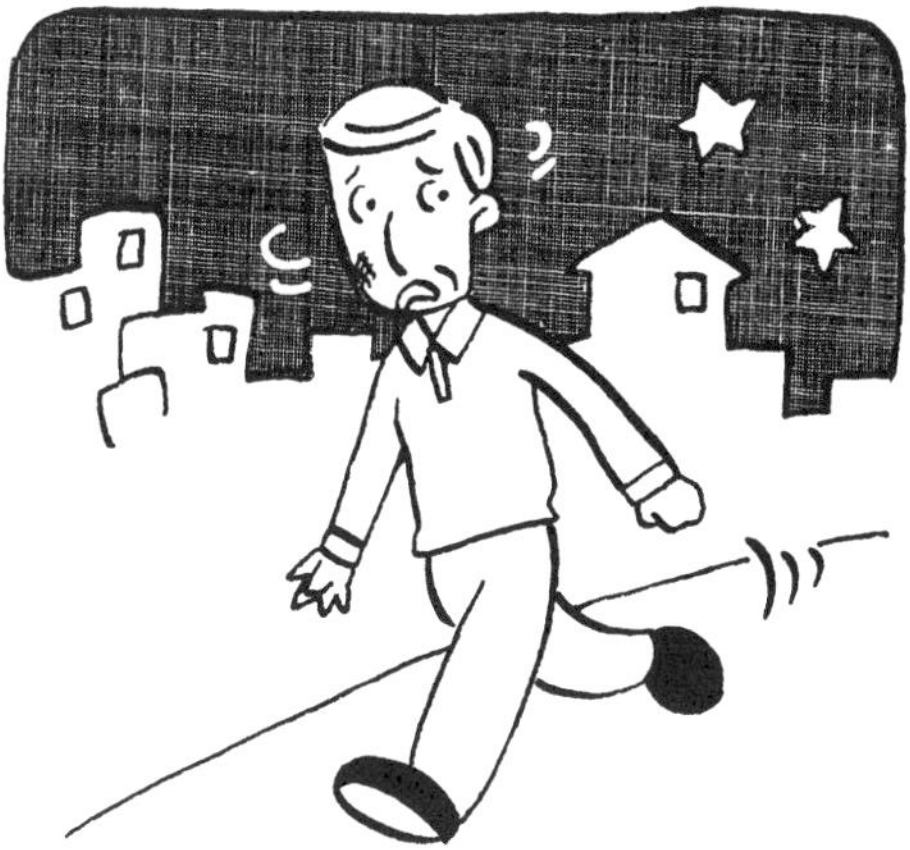

2日間行方不明――40キロも歩いたもとは、ちょっとした勘違い

す。

それでこの半年は自宅に居るのですが、最近、『ここは本当に俺の家か』などと言うようになりました。はじめは冗談で言っていると思っていたのですが、本人は真面目顔です。

『おかしいな、似たような家もあるものだ』などとも言いました。

いまの家は、二十五年ほど前に父が建てました。父は実家の玄関や、部屋の間取りが気に入っていました。それで、似たような家を大工に頼んで建ててもらったのです。

行方不明になった日の午後十一時頃、玄関の開く音がしました。父が外に出たようです。何かあったのか、と私は外に出てみました。玄関横の犬小屋に繋いである犬がいません。いつもは、父が夕方に犬の散歩をさせているのですが、その日は小雨が降っていたので、やめにしたのです。

雨はすでにあがっていました。犬の散歩は父がすることになっていたので、律儀な父は犬を連れ出したのでしょう。

私はテレビを見ながら、父の帰りを待ちました。三十分経っても戻りません。外に出て、父を待つことにしました。十分ほど経ったころ、犬が綱を引きずって戻ってきました。これはただごとではないと家人を起こし、手分けして近所を探しました。

近くに住む親戚の人にも連絡をし、車で大通りや国道を中心に見てもらいましたが、手がかりはつかめませんでした。

明け方に、最寄りの警察署に保護願を出しました。

一日経った今朝早く、その警察署から電話が入りました。『大阪の警察署から、父に似た人を保護したという連絡が入った』というのです。『衰弱しきっていて、受け答えも不十分だったが、水分と簡単な食事を与えたところ元気になった、確認に来てほしい』ということでした。

私が警察に行きました。確かに、父でした。顔に擦り傷、両腕には打撲の痕がありました。警察では事件性がないか調べたそうですが、その可能性はないとのことでした。父は朝早く、国道のガードレール沿いのあぜ道をよろよろと歩いているところを、長距離トラック運転手によって通報され、警察が保護したのです」

壊れた脳の羅針盤

京都市右京区の自宅から保護された大阪の枚方《ひらかた》までは、約四〇キロメートルあります。おそらく歩いて行ったのでしょう。

渡邉さんを保護した警察は、身元確認をしようと質問をしましたが、それには、まともに答えられなかったのです。時間や場所が分からなくなるという「認知機能障害」に加えて、脱水などによる衰弱があったからです。

渡邉さんも、アルツハイマー病でした。

外来診察のとき、白紙を渡して自宅の間取りを書いてもらいました。実家の間取りが好きで、それを真似て作らせた家なのに、それが描けません。四角や長方形を五つくっつけただけで、それらをつなぐ廊下もありませんでした。

自分が現在住んでいるのは仮の家、つまり、旅館や親戚の家だと思い込んでいるのです。

時どき、

「えらく長い間お世話になりましたな、さあ母さん、そろそろお暇《いとま》させてもらおうか」

と妻に言うこともありますが、外に飛び出すことはなくなりました。

いまは、週二回のデイサービスに通っています。

渡邉さんのように、自宅を出たのち自分の居る場所が分からなくなり、徘徊《はいかい》しているうちにどんどん自宅から離れてしまい、ついには行方不明として捜索される人が増えています。そのような事態には、どう対処したらいいのでしょうか。

【徘徊に対応するヒント】

①不安の原因は「変化」

徘徊には二種類あります。家の中を歩き回るのと、屋外を歩くのとです。原因は何でしょうか。

一つは、環境の変化による不安な気持ちの表現です。環境の変化の最たるものは、引っ越し、入院などによる自分の居場所の交替です。旅行でのホテル滞在なども、それに入ります。

もう一つの環境の変化は、人とのつながりの断絶です。配偶者と死別したり、子供たちが一斉に出て行って、これまでのなじみの顔ぶれが消えてしまうなどです。

引っ越しをして、家の中のレイアウトがすっかり変わってしまうと、自分の居場所がはっきりしなくなります。認知症の人は、その状況、つまり引っ越しをしたのだから、当然部屋の間取りがいままでと違うし、窓の外の庭のようすも違うのだ、ということに気づきません。そのうえ、認知症でも特にアルツハイマー病では、一定の空間内での自分の位置が認識できなくなるという障害も起こります。

昔、大海原を航海する船は、羅針盤を使い太陽や星を見て自分の位置を確かめながら、目的地を目指しました。アルツハイマー病患者は、脳内の羅針盤が壊れることがあります。渡邉さんもその羅針盤が壊れていたので、犬を散歩させているうちに、家に帰れなくなったのです。

有吉佐和子の小説『恍惚の人』の主人公も、同様でした。家を出たまま、どんどんと青梅街道を歩いて行くシーンがありましたが、これなども、まさにアルツハイマー病患者の行動を上手に表現しています。

②夕暮れどきの不安

アルツハイマー病患者は、落ち着きがなくなったり、興奮したりすることがあります。決まった時間帯にそのようなことが見られるかをよく観察してください。一定の時間帯に部屋の中をうろうろしたり、外に出て行くことが多いようです。

夕暮れ症候群（後述）といわれる夕方に見られる症状も、これに当たります。

③トイレに行きたいときや空腹などによる不安

落ち着きのなさや精神興奮は、トイレに行きたくなったり（尿意や便意をもよおす）、脱水や空腹であったり、独りで置かれて不安になったりしたときに生じるので、それらをとり除く工夫が必要です。

一～二時間ごとにトイレへ誘導していますか。水分の補給はしてあげていますか。食事と食事の間にちょっとしたスナック類を食べてもらうのも、気分転換につながります。

④刺激を受けての勘違い

感覚刺激が、勘違いを増幅させることがあります。ハンガーに掛けた外套や帽子、玄関先に置いたかばんや風呂敷包みは、外出をイメージさせるものです。もうそろそろ帰ろう、という気持ちを本人に抱かせます。このような視覚的刺激を生じさせない配慮が必要です。

音による刺激も強烈です。パチンコ屋で「蛍の光」のメロディーが流されると急いで残りの玉をはじいてゲームを終わらせようという気分が湧いたり、「夕焼け小焼け」のメロディーが校庭に流されると、子供たちは遊びをやめて家に帰って行くように、音楽はある種の条件反射を引き起こします。

認知症の人のお世話をする際には、このような音の特性を理解しておく必要があります。

【ヒント】の途中ですが、少し長い例を紹介します。

病院に検査のため短期間の予定で入院していたアルツハイマー病の患者（井岡和男さん、六十八歳）がいました。

井岡さんは記憶障害があるだけで、判断力は保たれていると思われていたのですが、午後七時過ぎにそわそわとし、落ち着きがなくなりました。九時頃にナースステーションにやってきて、「家に帰ることにしますので、チェックアウトお願いします」と言い、背広から財布をとり出しました。パジャマから背広に着替えているのです。ボストンバッグを手にしています。

看護師が「ここは病院です」と言っても、聞き入れません。「このホテルは、客の言うことを聞き入れんのか」と大声を出し、持っていたバッグを看護師に投げつけました。

主治医が呼ばれ、説得にあたりましたが、どうしても帰ると興奮しています。急いで来てもらった家族が、「まだ拝観したいお寺があるので、もう一泊してから帰ろう」と一緒に泊まることにして、なんとか収めました。

この病院は、午後七時にドボルザークの『新世界より』のメロディーを全館に流します。家族や友人の面会時間が終わる合図です。

このメロディーは、帰巣本能を刺激します。自分の家はどうなっているのだろうという思いに駆られます。患者さんはこれを聞き、家に帰りたくなったのでしょう。病室から廊下に出てみると、面会に来ていた人たちがぞろぞろと帰って行きます。

突き当たりに、ひときわ明るくなっているオープンカウンターがあります。女性従業員が二、三人忙しそうに動き回っているのが見えます。彼がここをホテルと勘違いするお膳立てが整っていたのです。

⑤臨機応変で気を紛らせる工夫を

井岡さんの場合、主治医が家族と相談し、病院をホテルに仕立てたうえで、「まだ見残した観光名所があるから、もう一泊」ということで切り抜けたのですが、家族を呼ぶまでもなく、じょうずに処理する方法はなかったのでしょうか。

医師や看護師が、

「あなたは勘違いしている、ここは病院です。病院の規約に従ってもらわなければ困る」

と井岡さんに告げて、彼はそれを受け入れるでしょうか。そんなことはありません。

そうであるならば、彼の現在の症状をうまく使うしかないでしょう。彼の記憶障害を利用することと、気を紛らせることです。チェックアウトを、と言われた看護師は「承知いたしました。ただいま他の用事がいくつかありますので、いったんお部屋に戻っていてください。あとで伺いますから」と病室に戻ってもらうのです。

しばらくして、インターホンで「井岡さん、受け持ち看護師の中村です。バッグからパジャマを出して着替えてください。もうそろそろおやすみの時間です」と言ったら、どうなっていたでしょうか。もし、このホテルをチェックアウトしたいと言ったことを忘れているなら、看護師の指示に従ったかもしれません。

しばらくして看護師が訪室し、まだ背広を着たままであれば、次の作戦を立てる必要があります。

「もう外はこんなに真っ暗で危ないですから、ご家族に迎えに来ていただきます。それまで少し時間がかかりますから、ベッドで横になっていてください。背広のままではしわになりますから、パジャマに着替えてはいかがですか、着替えのお手伝いをしましょう」

とバッグから取り出して、着替えさせるというオプションもあります。

要するに、患者さんの行動や反応は決まったものではなく、刻々変わりうるのです。臨機応変が求められるのです。

⑥近所の人に、本人の病気のことを知らせておく

梅森さんのときもそうでしたが、近所の人に、本人の病気のことを知らせておくべきかどうか、家族で話し合ってください。

できれば、信頼できる近隣の人たちに、本人の言動をそれとなく見ていてもらったほうがいいのです。季節に似つかわしくない服装で外出をしているとか、この時間帯にどこに行くのだろうとか、買い物の態度がどうもおかしいと感じたとき、正直にありのままを伝えてくれる人がいることは、患者の家族にとってありがたいことです。

近所の人にしても、あらかじめ患者に関する情報をもらっていないなら、気づかずに見過ごしてしまうかもしれません。

普段から、何でも気楽に話し合える環境を作っておくことが必要です。それが、いい意味での向う三軒両隣の助け合いなのでしょう。

⑦出入りが分かる工夫をしよう

ドアや引き戸に、ばねつきの鈴を付けます。人の出入りの際に、鈴が鳴ります。家の戸締まりに工夫を加えてはどうでしょうか。

元来、鍵は外から他人が侵入しないために設置します。しかし、アルツハイマー病患者がいる家庭では、内から外に簡単には出られないようにする必要があります。鍵は複数つけるようにします。ただし、複雑な組み合わせの鍵を使う場合は、本人を家に独りきりにしてはいけません。火事などの場合、脱出できなくなります。

❖スカートを脱いで歩く妻に困り果てて【五十嵐光子さん　五十五歳　ピック病】

傍若無人の性格に変わった妻の行動

五十嵐さん夫妻は、奈良と京都の境に住んでいますが、夫が診察を希望して、妻の光子さんを連れて来ました。

「傍若無人の行動をとるので、恥ずかしくて仕方がないのです。なんとかなりませんか」

というのが、受診の理由でした。

光子さんは、十年前から、地元にできた電気器具の組立工場で働いていました。朗らかで真面目な性格なので、工場でも高く評価されていました。

しかし、六カ月前に事業を縮小することになり、半数の従業員が解雇されましたが、その中に光子さんが入っていました。光子さんは、一年ほど前から作業能率が極端に落ち、ベルトコンベアシステムの仕事についていけなくなったというのです。「手はほとんど動かさず、大声で喋ってばかりいて、他の人に迷惑がかかるようになっている」と夫は工場長から聞かされました。

それを聞いて、夫にも思い当たるふしがあります。一、二年前から、頼んでおいたことを忘れるようになりました。書類を町内会の役員に配っておいてほしいと頼んでおいたのに、それを忘れていました。これまでは、そんなことは一度もありませんでした。そのことを注意したところ、

「なんや、そんなつまらんこと。いちいち文句言うほどのもんちがうやろ」

とあっさり言うので、夫はびっくりしました。

私が、

「工場をお辞めになった理由は何ですか」

と光子さんに尋ねたところ、

「知らんわ、そんなこと。主任さんが『あんた辞めて』言うたんや。工場小さくしたみたいやね」

と言いながら、手を伸ばして私のネクタイを引っ張り、

「先生のネクタイ、なかなかいいやん。それ、奥さんが選ばはったんか」

と言いました。

「そんなこと先生にするもんやない、失礼やないか」

夫があわてて注意しましたが、光子さんは意に介していません。

夫によると、頼んだことはほとんど実行してもらえないが、本当に頼まれたことを忘れているのか、そんなこと大したことでないと思ってしないのか、よく分からないそうです。

工場を辞めてからは、朝、昼、夕方と必ず散歩に出るようになり、雨が降っても、台風が来ても出て行くそうです。私の外来診察を受けに来られたときは、真っ黒な顔をしていましたが、この夏の日照りの最中も欠かさず散歩したからでした。

「少し陽がかげってから行きなさい、と言ってもだめなのです。うんうんと大汗をかきながら、

歩いています」

と夫は言いました。

スカートを振りながら帰宅

先日、近所の人から電話がかかってきました。それによると、最近、光子さんが散歩の途中、「トイレ貸して」と家に来ることが多くなったそうです。

そのあと、しばらくその家で話し込んで、お菓子を食べて帰るとのことでした。

「昔からのつき合いだから、そのくらいどういうことはないんです。でも、ちょっとおかしなことがあって。うちで小一時間過ごしたあと帰らはったんやけど、玄関出て通りに出る前にいきなりしゃがんだと思ったら、スカートを脱がはったんです。びっくりして『光子さんどうしはった、またトイレか』と尋ねたら、『違う、トイレさっき済ました。暑いさかい、脱いでいこうかと思って』と言わはりました。『いくら暑くても、スカートは穿かんと。誰が見てるかわからへんで』と言っても、『シミーズ着てるさかい、いいのや』って、スカートをぶらぶら振りながら行ってしまわはりました。一応、知らせておこうと思って」

そう言われてみると、夫も驚いたことがありました。「トマト採ってくるわ」と言って畑に行きましたが、上半身裸で戻って来たのです。大きなトマトを二つもいで来ましたが、それを両の乳房の前に差し出して「どうや、私のとどっちが大きい」と言いました。

畑は庭続きで敷地内ですから、他人が来ることはありませんが、いままでそのような行動はありませんでした。

夫も、妻の性格の変化にすっかり参っています。先週の日曜日、奈良公園に光子さんを連れて散歩に行ったところ、向こうから来た若い観光客の顔をじっと見て、「あんた、四角いおかしな顔してるね。まるでフーテンの寅さんやね」と言ったので、危うく殴られそうになったとのことです。

「いま、病気なので」と夫が謝って、許してもらいました。なんでも思ったことをずばずば言うだけでなく、行動もなげやりになっています。

診察室では、メンタルテストをしようと簡単な計算やことわざの意味を質問しても、「知らん、忘れた」、とまともに答えてくれません。顔面の筋肉を調べるために、目を閉じて、と命令したところ、両手で目を覆い、その手を下ろして、「いないいないばー」と言いました。

五十嵐さんの脳をMRIで調べたところ、脳萎縮が見つかりました。左右の脳が同じように痩せていました。特に脳の前方（前頭葉）と横（側頭葉）が、ひどく痩せていました。

SPECT検査でも、前頭葉の血液の流れが極端に減少していました。前頭側頭型痴呆（ピック病）と考えられました。

人は種々の欲求を満たしながら、毎日の生活を送っています。食欲、性欲、知識欲、名誉欲などです。しかしそれを満たす行為となると、おのずから規制があり、抑制が働くはずです。特に公衆の面前での行為には、社会はルールをもって規制しようとし、個人は抑制というブレーキでそれに応えようとします。羞恥心や抑制力あるいは遠慮深さといった特性は、ヒトに特有であるといわれますが、これは、前頭葉が、他のどの哺乳類よりも発達したからです。

逆に、前頭葉を含む大脳皮質に障害が起これば、われわれは抑制のきかなくなった動物になる可能性が生じます。五十嵐さんは、その例です。

羞恥心の欠如や抑制の欠如は、五十嵐さんのように公衆の面前で衣服を脱いだり、乳房をあらわにするなど、異常な性的行動を引き起こします。そのような行動に、どう対処したらいいのでしょうか。

【異常な性的行動に対応するヒント】

①本人だけの原因を見つける

他人が見て思わず赤面するような行為でも、本人には当たり前のことがあります。原因を探ってみましょう。

五十嵐さんがスカートを脱いだのは、身体を露出することで、性的満足を得ようとしたのではありませんでした。単に、暑かったからです。暑い、脱ごう、という幼児の反応を示したにほかなりません。全裸にならなかったのは、まだ完全に抑制心が失われていなかったからでしょう。

上半身を裸にして、乳房を出していたのも、トマトが熟するほどの暑い陽気で、下着が汗で濡れて気持ちが悪かったからなのと、自宅の庭という閉鎖された環境であるとの思いがあったからなのでしょう。もちろん、普通の人はいくら暑くてもこのようなことはしないのですが、抑制の欠如がそうさせてしまいました。

対策としては、行動をともにしながら、その時どきに注意を与えることや、今回の場合はもっと薄手の衣服を着させるなどでしょうが、ピック病では、なかなか困難なことが多いようです。

②実害のある性行動は阻止する

他人に性行為を要求するなど、実害が及びそうであれば、なんとしてでも阻止しなければなりません。

多くの場合、配偶者と間違えての行為でしょうから、相手にされた人は曖昧な態度をとらず、はっきりと断るようにします。

「あなたは私のことを妻と勘違いしているようですが、私はあなたの妻ではありません。あなたの奥さんは髪が黒いけれど、私はこんなに真っ白になっているでしょう」

などと身体的特徴をはっきり示し、妻との区別をしやすくする必要があります。

③公衆にさらすときは介護者が隠す

問題は公衆の面前で乳房を露出したり、ペニスをもてあそぶような場合です。とりあえず介護者は風呂敷や自分の着ている上着などを用いて身体を覆うのが先決ですが、その原因を探る必要があります。

陰部に湿疹やかぶれで不快感があり、そのために衣服を脱いだのであれば、医学的な対応が必要です。

④他のことで気を紛らわす

この方法は、特に公衆の面前で風紀を乱す行為が起こりそうな場合に有効です。とっさに、身近にある読み物、新聞や雑誌を患者の目前に突き出し、その中の興味のありそうな記事を、やや大袈裟な身振りで読んで聞かせます。患者はその中に引き込まれていき、いつの間にか元の「欲望」を忘れていることが多いのです。

音楽を聞かせるのも、もう一つの方法です。最近、多くの人が持つようになったケータイも、気を紛らわす道具として役に立ちそうです。もし家族が持っているなら、それを使って知人に電話をさせるようにします。

⑤プライバシーの保てる場所を用意する

施設に夫婦で入所している場合でも、夫が入所していて妻が訪問する場合（あるいはその逆）でも、夫婦間のプライバシーが守れる環境を作る必要があります。個室であれば問題はないでしょうが、そうでない場合には、静かに語り合える面会室を用意し、しばらくの間はそこを二人の専用にするなどの配慮をするべきです。

幼児期に親との皮膚を通しての接触があったことが、その子が成長した段階での精神的安定に大きな影響を与えるように、成人期あるいは老年期にあっても、夫婦が親密な関係を保つことは必要なのです。それは、アルツハイマー病であっても同様です。

❖夫はがん、妻は認知症【千田澄子さん　五十四歳　アルツハイマー病】

お稽古を休むようになって……

夫と一緒に病院通いです。夫は膀胱がん、妻の澄子さんはアルツハイマー病です。澄子さんは結婚したときから活け花を習い、いまでは師範格なのですが、自分はそんな柄ではないと近くのカルチャーセンターに通って皆と楽しんでいました。

ところが、隔週水曜日の稽古日を忘れるようになりました。

膀胱がんの治療のため、早めに退職して家にいる夫が、

「今日は行かなくていいのか」

と聞きますと、

「今日は休み」

と答えました。

そのようなことが二、三回続いたので、夫がセンターに問い合わせると、休みではないことが分かりました。ただ、最近、鋏《はさみ》など個人で持参しなければならない道具を忘れることが多くなり、係の人に注意されることが増えたとのことでした。

そういえば、最近、日にちを間違えるようになったことに、夫が気づきました。

夫の膀胱がんが再発し、再手術のために入院になりました。そのため、奈良市に住んでいる息子の妻が、澄子さんの三度の食事を運ぶことになりました。

「澄子さんを一時的にでも息子が引き取るか」の話し合いが持たれたのですが、息子夫婦には五歳と二歳の子供がいて、家が狭いのでとても無理だろうということと、本人が、自分一人でやっていけると言い張ったからです。

しかし、夫が三週間後に病院から帰宅すると、澄子さんの状態は悪化していました。こちらから言わないと、何もしません。食事の用意もできなくなったので、夫が調理しましたが、後片づけも自分からはしません。

スーパーマーケットが訓練の場

夫と二人でのリハビリテーションが始まりました。夫は体力の回復のための散歩、妻は日常生活を通しての認知機能維持です。

それには、自宅から五〇〇メートル離れたスーパーマーケット通いが役立ちました。その日に必要な品物を、澄子さんがメモ用紙に書きます。足りないものを夫がつけ加えます。スーパーへは、毎日歩いて行きます。澄子さんがメモ用紙を見ながら品物を選び、カートに入れます。支払いはレジ係に任せるほかありません。

澄子さんの行動を見て、いぶかるレジ係もいることが分かったので、夫は一計を案じました。それは、手帳くらいの大きさのカードホルダーに、印刷した紙片を入れておき、それをさりげなくレジ係に見せるというやり方です。カードにはこう書いてあります。

「私の妻は、病気のため計算ができにくいのです。ご協力を感謝します」

千田さんはあえて、妻の名前もアルツハイマー病という病名も書きませんでした。いまのと

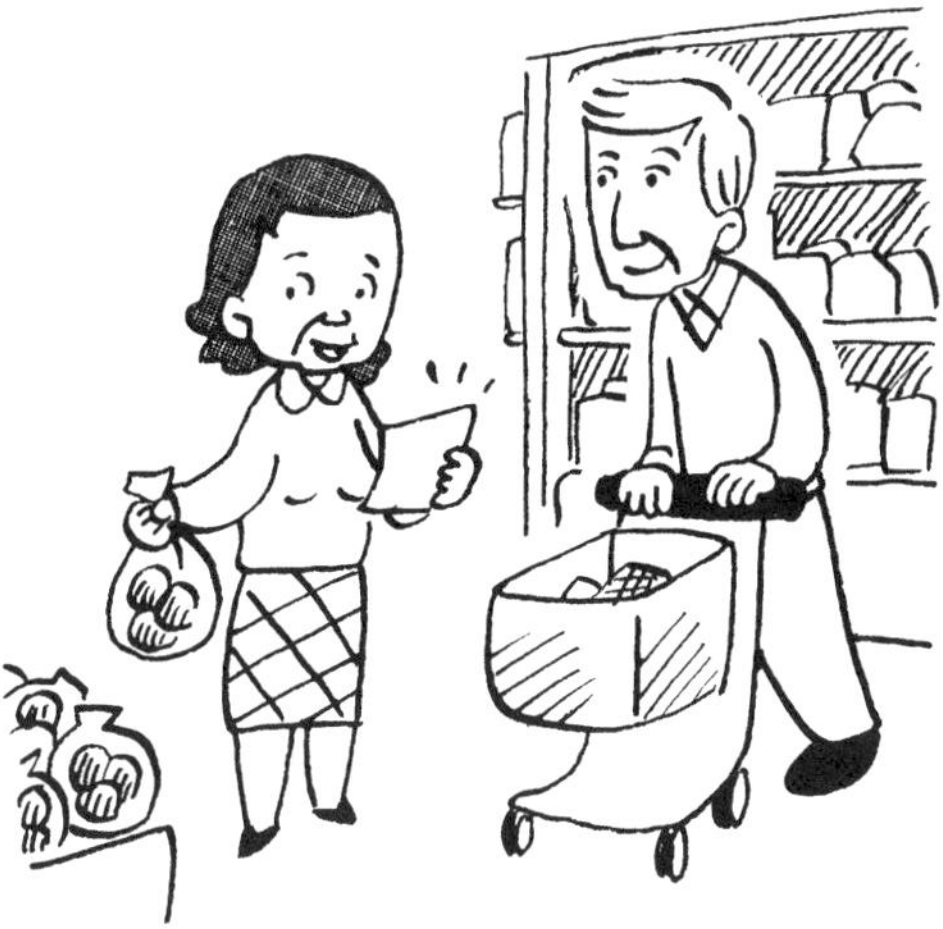

メモを見ながら買い物も、訓練の一つ

ころ、そこまでは明かす必要はないと判断したからです。

たったこれだけの文章ですが、レジ係はそれを見てにっこり笑い、澄子さんが買い求めた品物をカゴから取り出すごとに、ゆっくりと大きな声で品名と値段を読み上げて計算機にかけ、「四三八〇円です。一万円お預かりしました。お釣は五六二〇円です」と言いました。

千田さんは、もう一枚カードを作りました。それは、

「私は病気のため記憶力が障害されています。ご協力をお願いします。自宅電話番号○○○○。長男勤務先電話番号△△△」

となっています。これは澄子さんの財布と、外出着のポケットの両方に入れてありま

す。カードは、息子がワープロで打ってくれました。

行きも帰りも、夫は澄子さんに少し先を歩いてもらうことにしています。澄子さんは「郵便局がここだから、ここを右に」とか、「クリーニング屋さんを左」などと言いながら歩きます。

外来の診察時に、私は澄子さんに質問しました。

「千田さんのお好きな食べ物は何ですか」

「何でも食べますよ、ね。魚でもお肉でも」

と夫のほうを振り向きます。

「スーパーに、ご主人と買い物に行かれるそうですね。お魚を売っているコーナーもあるんでしょう」

「あるでしょうね。あります、あります」

「お魚の名前、できるだけたくさん、言ってみてください」

「お魚の名前は、魚でしょう。魚、魚、魚は魚です」

「マグロとかタイとか……」

「マグロは好きですね。マグロ、マグロ……」

会話の中に、失語症状が出始めています。専門的には「保続《ほぞく》症状」といって、同じ単語を繰り返すのです。

夫は料理の下ごしらえも自分がして、味つけは妻の好みにしてやったほうが食べるだろうと任せるのですが、醤油、みりん、塩などの分量が分からなくなっているそうです。そこで、塩は小匙半分、醤油、みりんは猪口に二杯などと指示を与えて、やっと完成させています。

食器洗いは、いくら時間がかかっても、妻にさせることにしたのです。

夫は、このような生活がいつまで続けられるのだろうかと、先のことを思うと不安だと私に言いました。

その五カ月後に、夫に膀胱がんの再発がありました。今回は少し入院が長引くだろう、との主治医の説明を聞き、夫は澄子さんを介護老人保健施設に入所させる決心をしました。

予行演習――なじみの関係と環境

千田澄子さんのその後は、どうなったでしょう。夫が澄子さんを連れて、外来診察に来られました。そして「先日の検査で、私の腫瘍マーカーの値がまた上がりました。今日調べたら、膀胱がんがまた再発していました」と言いました。近ぢか三回目の手術をするということです。自分の入院と手術のことも心配だが、妻の痴呆症状がその度にいちだんと悪くなるので、そのほうが心配だ、とも言いました。

今度は自分の入院中、娘の家に預かってもらうことに決めたそうです。娘の子供はまだ小学生なので、一回目に自分が入院したときは、子供が学校に行っているあいだに娘が母親に食事を運んだのだそうです。二回目は介護老人保健施設。そして今回は、娘の家です。

私は、澄子さんの病気は新しい環境に馴染めず、迷子になることも含め、いろいろ混乱が生じる恐れがある、と指摘しました。そして娘さんの所で預かってもらう前に「予行演習」をしてはいかがですか、と提案しました。

夫は、早速実行しました。娘さんの家の近くにも、スーパーマーケットがあります。そこで買い物をして、歩いて娘の家を訪ねます。その途中、「ドルフィンという名の喫茶店があるね」、「ガソリンスタンドがあるね」、「この家は門構えのいい立派な家だね」と指で示しながら歩きました。翌日は、娘の団地内の児童公園で時間をつぶしました。ベンチに座りながら、子供たちがブランコに乗ったり、砂場で遊んでいるのをしばらく眺めてから、娘の家に行きました。

そのようなことを数回繰り返してから、澄子さんは娘宅に移り、夫は病院に入院となりました。夫は、二カ月入院しました。娘の家では、澄子さんは予想していたより悪くなっていませんでした。寝室や食堂のレイアウトが自分の家とは違うので、移った二、三日はまごついたようですが、買い物に出ると、夫と指差し確認しながら歩いた店が次々と現れるので、安心したようです。

認知症の人には、なじみの友人が必要であると同時に、なじみの環境も重要なのです。

痴呆になった人を、どの段階で施設に入所させるのがよいのでしょうか。逆に、家庭では持ちこたえられない限度は、どの辺りなのでしょうか。

【家庭で看るか入所するか、判断のヒント】

①介護できる人がいない

千田さんの例のように、介護者であった夫も、病気で入院をしなければならなくなった場合が、「そのとき」です。もちろん、他の家族が家で澄子さんを看ることができれば、話は別ですが。

②本人が独りを不安がる

本人が、独りでいることで、不安や恐怖の症状を見せるとき。ちょうど母親を見失った幼児が、泣きながら母親を探すような素振りに似ています。

③火の始末ができなくなったとき

特に料理をしていて、ガスの取り扱いが不十分になったとき。

④排泄の処理ができなくなったとき

家じゅうが尿や便の臭いで充満してしまえば、もはや人が住む場所ではなくなります。伝染病を含む種々の病気の原因にもなります。

⑤事故や災害に対応できないとき

災害などに襲われたときに、適正な判断で危機を回避することができなければ、命さえあぶなくなります。火事、風水害、盗難などの災害時に、正しい判断をくだして、事なきを得ることができますか。

⑥認知症以外の病気で入院治療を必要とする場合

肺炎、骨折などです。

【施設選びのヒント】

①情報を集める

あなたの住んでいる地域には、どのような施設があるのでしょうか。その情報を集めてください。市区町村の保健担当課に問い合わせるのがいいでしょう。

電話帳のタウンページ（イエローページ）にも、介護療養型医療施設、介護老人保健施設、老人性痴呆疾患療養施設などが載っています。

②選択の基準——近いことがまず第一

地域によっては多くの施設があり、妻や夫、あるいは父や母を預かってもらうにはどこがいいのか、迷うくらいです。

選択の基準は、まずできるだけ訪問しやすいことです。設備も立派で、そこに働く人びとが優しいことは理想的ですが、家族が通うのに二時間も三時間もかかるのでは大変です。訪問しやすさを第一とするのは、「去る者は日々に疎し」のことわざがありますが、長い間面会に行かないでいると、それが当たり前になってしまうからです。

③入所している人の家族から話を聞く

家族が通いやすい施設が数カ所ある場合、そのうちの一つを選び出す方法は、そこに入所している人の家族から、直接情報を集めることです。

●勤務者の態度。

●料金設定は妥当か。はじめに提示された料金は低めに設定されていても、追加項目が多く、それらに料金が上乗せされていないか。

●入所者本人や家族への病気の説明、経過の説明はきちんと、定期的になされているか。

●介護の内容は満足できるか。

●施設の安全面での配慮。

これらのことについて聞きだすことができれば、最終的にどの施設がよいかを決める参考になります。

④一回目は、相手の説明を十分に聞く

家族が入所を決定する前に、少なくとも二回は施設を見ておきましょう。

一回目は施設の介護支援専門員（ケアマネージャー）や支援相談員、会計責任者からの説明を聞きます。介護の内容、入所中に医療が必要になった場合の対応、入所期間、諸費用などです。

逆に施設側から訪問や面会に関する要望が出されるでしょう。勝手な時間に面会に来られると、入所者の生活のリズムが狂ってしまいますから、面会時間を守るのは当然です。施設内での共同生活は社会性を身につけるのに大切です。

介護老人保健施設（略して老健施設）は、いずれ家に戻ることができるように、との考えのもとで訓練をしているのですから、その受け皿になる家族との間が疎遠になることは、避けなければなりません。家族によっては、施設に入れれば、あとは野となれ山となれ、とばかり、まったく施設に寄りつかない人もいます。これは入所者にとっては不幸なことです。

病状の進行が予想していたより速く、家族の願いも空しく、ずっと施設内で暮らさざるを得なくなる人もいます。

しかし、老健施設の本来の目的は、入所者を早く家に帰すことなのです。つまり、老健施設は入所者に日常生活のリズムを取り戻してもらい、家で生活ができるようになってもらう場所なのです。そのために、その人に合った筋力トレーニングや、脳の働きをとり戻すなどのリハ

ビリテーションを施します。

老健施設が、病院と自宅の「中間施設」といわれるのは、そのためです。

⑤二回目は施設とそこに働く職員を知ること

以下は、そのチェックポイントです。

●職員は全員が活きいきと仕事をしていますか。

●職員は面会人に挨拶をしましたか。

●職員は入所者を名前で呼んでいましたか。「はい、おじいちゃん、ご飯を食べましょうね。あーんとお口を開けましょうね。そうそうお利口さんですね」などと言ってはいませんでしたか。

●施設の各表示は、入所者に分かりやすい場所に、大きな字やシンボルでなされていますか。

●洗面所や風呂場など、水を使う場所での転倒事故を防ぐ工夫は、なされていましたか。

●入所者が無断で施設を出た場合、すぐ分かるような工夫は、なされていますか。

【食事のヒント】

①電話で食事を確認

本人がまだ自分の家で独りで生活しているなら、離れて暮らしている家族（介護者）はこまめに電話をしてあげるほうがいいでしょう。食事の時間がきたら、もう食べているかとか、食事が終わった頃には、食後の薬を飲んだかといった確認の電話です。

②作って持って行く

独り暮らしの人に、一回一回で食べ切る量の食事を数回分作って、持って行ってあげるのがいいでしょう。

それらは冷蔵庫に保管するようにしますが、訪問したついでに冷蔵庫の中を点検し、古くなった食べ物は思い切って捨てるようにします。食中毒を避けるためです。

③一緒に食べて観察

家を訪問したときには、一緒に食事をしましょう。

食事をする部屋の照明は、何ですか。この際、ムードより栄養補給が優先ですから、蛍光灯の照明がいいと思います。蛍光灯の汚れを落とすだけで明るさは増しますが、それでも暗いときには、照明器具を替える必要があります。

テレビなどは消して、食事を楽しむことにします。食事をするときのようすで、おおよその病状を知ることができます。

箸やスプーンがうまく使えなくなっていれば、行為の障害すなわち「失行症状」が進行しているのかもしれませんし、テーブルの上に並べた料理を万遍なく見渡して、それらに手を伸ばすことができなくなっているのであれば、認知機能の障害すなわち「失認症状」が進行している可能性があります。

④食べやすい盛り付け

白いテーブルクロスの上に白いお皿を置き、そのお皿の上に白身の魚とマッシュポテトと白アスパラガスを盛り付けると、どうなるでしょう。失認症状がなくても、どこに手を伸ばしたら食べ物に到達するか、心もとない気がします。

色彩のコントラストを考えた盛り付けと、食事環境を作ってあげましょう。

⑤箸やスプーンが使えなくなったら

失行症状により、箸やスプーンが使えなくなっているのであれば、手づかみで食べることを認めましょう。

二人だけの食事であれば、あなただけが納得していればいいのですが、もしレストランで手づかみの食事であれば、あなたがつらい気持ちになるのは理解できます。しかし、食事をしないで栄養失調になったり、点滴注射などの医療を受けることを考えれば、あなたが我慢してあげるべきでしょう。

⑥レストランでは、一言事情説明を

レストランで食事をするときは、従業員に簡単に事情を説明し、明るい窓側の隅のテーブルを用意してもらいます。

あらかじめ電話で説明したうえ、テーブルを予約しておくといいでしょう。その際、「病気のため箸やスプーンが使えなくなっていますので、そのことをお含みおきください」とだけ断っておけばいいと思います。

❖認知症になった医師——いつ仕事から退くか

【木下重雄さん　七十二歳　血管性認知症（ビンスワンガー病）】

パーキンソン病と区別する

木下さんは大学病院に二十年近く勤務したのち、小児科の開業医として地域医療に尽くしてきた人です。

三十年来の高血圧症がありましたが、降圧薬を飲むと無気力になり、仕事に打ち込めないので、よほど高いとき以外は服用していませんでした。コレステロール値が高いことも九年前の検診で分かり、薬の処方をしてもらいましたが、飲まずに放っておきました。

妻が「専門の先生に定期的に診てもらったら」と勧めましたが、ゴルフの腕前が医師仲間でトップクラスの木下さんは、「健康には自信がある」と言って聞き入れませんでした。

木下さんが私の外来を訪れたのは、医師会の仲間から「パーキンソン病ではないか。神経内科で、ちゃんと診てもらったほうがいい」と言われたからです。

確かに、木下さんは小幅で床を擦《こす》るような姿勢で診察室に入って来ました。ちょっと危なっかしいヨチヨチ歩きといった格好です。パーキンソン病の症状は、筋肉が硬くなるために行動全般が遅く、ぎこちなくなることです。やや前かがみで、一歩一歩の歩幅が狭い歩き方をします。二メートルを三歩で歩いていた人が七、八歩もかかるような歩き方です。

木下さんの歩き方そのものは、確かにパーキンソン病に似ていましたが、いくつかの点で違っていました。まず、前かがみではありませんでした。むしろ身体をまっすぐに伸ばしていました。首や腕の筋肉も、お年寄りですからいくぶん硬い感じはありましたが、パーキンソン病ほどではありませんでした。

パーキンソン病のもう一つの症状は、手足の細かい震えですが、木下さんにはそれも認められませんでした。

「主人のことで、もう一つ気になることがあるのです」

血液検査のために、木下さんが採血室に行っている間に、奥さんが私に言いました。

「昨年くらいから、昼寝が目立ち始めたのです。朝の診察はたいてい午後一時頃終わり、午後の診察は四時から始まります。その間は自由なのですが、これまで主人は昼寝など一度もしたことがありませんでした。それがややもすると、四時になっても、まだうとうとしているのです」

「診察では、何か変わったことはありませんか」

「それが……。あまり、カルテに記録をしなくなったのです。もう何年も診ている子供さんが多いので、顔色を見ただけで状態が分かるようなものですけれど、それでは診療請求はできませんし」

「物忘れは、ないのでしょうか」

「実は……、これも昨年くらいからですが、性格が変わったというか、孫を見てニコニコは昔からなんですが、何を見てもニコニコ、知らない人を見ても、テレビの登場人物を見てもニコニコなんです。昔からあまり怒ったことがない人でしたが、『さっき言ったでしょう』と言っても、『聞いてないなあ、本当に言ったのか』と、あまり意に介さなくなったのです」

「医師会での活動は、ちゃんとこなしておられますか」

「先日も医師会から電話がありまして、『先生が委員長をされている委員会があったのですが、欠席されたので代理を立てました』と言われました。ついでに聞きましたら、以前は医師会の会合にはすべて出席していたようですが、最近、欠席が目立つようになったとのことです。手帳に予定を書くのを忘れるのか、書いても見るのを忘れるか、なのでしょう」

木下さんは、血管性痴呆のうち「ビンスワンガー病」といわれる病気でした。

木下さんの妻は私の説明を聞き、夫の診療をやめさせるときが来たと思いました。これまで充分に働いたので、もうそろそろ休んでもらうことにしたのです。二人の娘も、賛成しました。

問題は、木下さんにどう説明し、納得してもらうかです。

医者に限らず、同じような重要な仕事に就いている人に物忘れが出てきた場合に、周囲がどう対応したらよいか、迷うことがあります。次に挙げたヒントは、その場合にも役に立つでしょう。

【仕事をやめる手続きのためのヒント】

①病状を告げる

本人にはまだ判断力が保たれているのですから、ありのままを話したらいいでしょう。

診断の結果は脳梗塞であったこと、このまま放っておくとさらに症状が悪くなり、寝たきりになる恐れがあるので、しばらく休診にして治療に専念したほうがいいだろう、と伝えるのです。

このような説明を受け、本人はショックを受けるに違いありません。複雑な心境になるでしょう。これまで医師として患者に説明してきたことを、逆に患者として聞かなければならないのですから。自分の価値が一挙に崩れたように感じるはずです。

家族はそのことを理解し、支持してあげる必要があります。

②混乱をさけ、責任の果たせる方法を探す

木下さんは、長年医師として仕事をしてきました。地域の人たちの信頼も篤く、尊敬されています。ですから仕事をやめるのは、本人にとっては、つらいことに違いありません。

しかし、重要な仕事はまた、責任をともなう仕事でもあります。判断ミスが大きな事故につながるおそれがあります。だからといって、直ちに仕事をやめてしまえば、これまで診てきた患者とその家族に混乱が生じます。

まず、患者とその家族に説明をします。病名を伝えるのではなく、これまで長い間休まずに働いてきて健康を害したので、仕事を縮小したいと言うに留めておいたほうが、患者たちに不安と動揺を与えないで済むでしょう。

仕事を縮小する間、他の病院や大学から医師の派遣を要請します。それと同時に、妻や看護師が、それとなく診療内容に問題がないかチェックします。患者を徐々に他の医療機関に紹介しながら、事業を縮小していくのです。

木下さんは医師として開業していましたから、右に述べたような処置をしましたが、一般の人の場合はどうしたらいいでしょうか。

③会社員なら職場の上司に話す

病名が明らかになり、現在の仕事を続けるのが困難と医師から告げられた場合は、職場の上司にその事実を告げ、他の職種に替えてもらうようにします。勤務時間もできるだけ短くしてもらうか、フレックスタイムが選べる職場にしてもらうのがいいでしょう。

残念ながら、いずれ退職を余儀なくされるでしょうが、できるだけ長く働けるように、配慮をしてもらうのです。

④自宅でもなんらかの活動を

退職し、自宅での静養となった場合でも、家でじっとしているのはよくありません。本人に合った活動の場を提供してあげるべきです。それは家事の手伝いでも、デイサービスでの活動でもいいのです。

ビンスワンガー病患者は、自発性の低下がその症状の一つですが、できるだけ人との交わりを通じて、ともすれば消えてしまいそうな自発性のランプを灯し続ける必要があります。

⑤うつがあれば治療が先決

自発性の低下が、うつ状態やうつ病から来ているものであれば、治療を必要とします。脳血管性障害は、後遺症としてしばしばうつ状態を引き起こします。医師の診断を受け、抗うつ薬などの処方をしてもらうことになります。

最近、よい薬が出ました。選択的セロトニン再取り込み阻害薬（ＳＳＲＩ）という長い名前の抗うつ薬ですが、従来の薬とは違って副作用が少ないのが特徴です。

木下さんもそうでしたが、薬を飲みたがらなかったり、飲み忘れる人がいます。このような場合、どう対応したらいいのでしょう。薬に関するいくつかの注意点を説明しましょう。

【薬の飲み忘れ防止のヒント】

①ジュースに入れる、ご飯に混ぜる

薬を飲む理由を、繰り返していねいに説明してください。繰り返す必要があるのは、前に言ったことを忘れてしまっているからです。

「お母さん、お母さんがいま一番悩んでいることは、物忘れでしょう。病院の先生は、この薬は脳の栄養剤だと言っていますよ、毎日一回でもいいから飲むと、お母さんの脳が若返るそうです」

「そうかい、私の脳が若返るの。それじゃ飲んでみようかしら。ついでに、この身体も若返る薬はないものかねえ」

とでも言ってくれればしめたものです。

それでも、薬を飲むことを嫌がる人がいます。食事のあとにジュースを飲んでもらうことにして、その中にこっそり薬を入れる方法があります。高齢者は味覚が落ちているので、気づかれないことが多いからです。また、粉末にした薬を、ご飯の中に混ぜてしまう方法もあります。

②副作用の強い薬は医師と相談

しかし、薬の中には副作用が強く出る場合があります。効果が速く出て、しかも作用が強力な薬は危険です。血圧を下げる薬や酒が嫌いになる薬などがその例です。これらは患者がショックに陥る危険性がありますので、患者に気づかれずに飲ませる場合には、主治医に相談しましょう。

③いつも飲む薬は「確認」の行動つきで

臨時に出された薬は、飲み忘れることはありません。片頭痛の薬とか、風邪薬などです。飲む理由がはっきりしているからです。

定期的に飲む薬は、いつの間にか、飲むという行為そのものが日常化してしまい、印象として残らないのです。私もある薬を食事の前に定期的に飲んでいますが、食事中に「あれ、薬飲んだっけ?」と思うことがあります。わずか十分前のことなのに、飲んだか飲まなかったかを忘れているのです。

薬を飲むという行為が日常化していて、無意識のうちにそれがなされているので、記憶に留まっていないのです。

それで「いまから薬を飲むぞ、はい飲んだ」と大声で言ってから飲むようにしてみました(もちろん自宅に居るとき)。そうしたら、食事中に「飲んだか、飲まなかったか」と自問自答することはなくなりました。

もし家族と一緒に食事をしているならば、その人に「いまから薬を飲む」と一言伝えてから飲むのもいいでしょう。記憶があやふやになったとき、その人が助けてくれます。

要するに、脳に確実に「飲んだ」という信号を刻み込むのです。

④薬カレンダーや服薬ケースの利用

大きなカレンダーを用意し、日付の下の空白に朝、昼、晩と書き、そこに薬をセロハンテープで貼り付けておきます。そうすれば、決められた時間の薬が服用されているかどうかが分かります。

しかし一回に五種類も六種類も飲まなければならない人では、貼るスペースがありません。そのような場合は「服薬ケース」を使用するとよいでしょう。一週間分の薬を入れるケースは、薬店などで販売しています。

⑤独り暮らしには確認が必要

本人が独り暮らしであれば、介護者は朝、昼、晩に電話をかけ、食事と服薬の確認をとるといいでしょう。また時どきは家を訪ねて、カレンダーなり服薬ケースなりをチェックし、電話で確認したことが、薬の減り方と一致しているかどうかを探る必要があります。

もし、電話では飲んだと言いながら大量に残っていたり、逆に数日先の薬までなくなっているのであれば、もはや薬を管理する能力が、本人にはないことになります。

⑥服薬による変化の観察と連絡先の電話番号

介護者は患者本人の主治医、救急病院、中毒センターなどの電話番号を手元に控えておくとともに、それらを大きく書いて本人の家の電話機のそばの壁に貼っておきましょう。

介護者は、何か変わったことがないか患者に尋ねてください。食欲は、吐き気は、眠気は、腹痛は、下痢は、痒みはないかどうか、などです。それと同時に、本人を注意深く観察してください。元気がないかどうか、体重減少が認められないか、身体に発疹が出ていないかどうか、下着が汚れていないかどうかなどです。

不眠や不安、興奮などをコントロールする薬は、副作用が出やすい傾向があります。不安、興奮を抑える薬を長期間飲んでいると、かえって手足を細かく震わせて身の置き所がないような、いらいらした感じを引き起こすこともあります。

患者の意識がもうろうとしていたり、意識がなくなっている場合は、誤って大量に飲んだ可能性があります。主治医に連絡するとともに、直ちに救急車を呼び、病院に運んでもらわなければなりません。

⑦食事と服薬管理ができないときは独り暮らしは無理

食事や服薬の管理が独りでは無理であれば、本人を独りで生活させることはできません。なんらかの対策をとる時期にきているのです。

❖偏った食事が原因の痴呆症状【吉田重雄さん　七十六歳　ウエルニッケ症候群】

男やもめの悲劇

福岡に住んでいる父を、娘さんが私の外来診察室に連れて来ました。父が急に呆けてしまった、と言うのです。

昨年秋に妻が亡くなり、吉田さんは独りになりました。京都の娘さんが一緒に住もうと言っても、それには応じませんでした。生まれ育った福岡から離れたくなかったのと、娘の家族に迷惑をかけたくなかったのでしょう。

自分の食事くらいは何とでもできると父は言うので、娘は気にしながらも、父の希望どおりにしました。お互いに電話をかけ合って、元気な声の交換をしていました。今週は娘が電話をかけると、次の週は父からといった具合です。

ところが、独り暮らしを始めて半年過ぎた頃から、京都からの電話が多くなり、福岡からは滅多にかかってこなくなりました。いつもは、うれしそうな弾んだ声が受話器に響いていたのに、受け答えがゆっくりで、声も小さくなりました。

気になった娘は、福岡に行きました。父親の顔に生気がないのに気づきました。皮膚もかさかさです。声も小さく、ぼそぼそと話し、よく聞き取れません。

「お父さん、どこか具合でも悪いの」

と聞いても、

「別にどこも」と言うばかりです。

台所には、発泡スチロールの容器がいくつも転がっていました。

食事はどうしていたの、と聞くと、はじめは近くのスーパーマーケットで米、味噌、魚、野菜などの食材を買って来て自分で調理したそうですが、元来料理は妻任せで、「男子厨房に入らず」の生活であったので、すぐに嫌気がさしてしまったそうです。それで親子どんぶりや鰻《うな》重《じゅう》などの店屋物をとって食べていましたが、それも飽きてきたので最近はコンビニから買っていると言いました。これだと好きなときに行って、好きな物を買ってこられるからだそうです。

そのような説明をしながらも、眠たげなようすです。娘は父をこのままにしておいてはあぶない、と直感しました。すぐに京都に連れて来て、病院を受診させたのです。

診察室で、吉田さんは空ろな目をしていました。すでに軽い意識障害があるのです。直ちに吉田さんの血液を少量採取して、検査室に送りました。ビタミンB類が減少している、との返事がきました。

診断が確定しました。「ウエルニッケ症候群」です。直ちに大量のビタミン剤（特にB群）を注射しました。これを数日間続けたところ、娘さんによると「元のお父さん」に戻りました。

バランスのとれた食事メニューを

吉田さんは、偏った食事が原因の脳の障害です。アルコール中毒の人や、痩せ願望の人が、この病気になることがあります。アルコール中毒の人は酒ばかり飲んでバランスのとれた食事をしないこと、痩せ願望の人はカロリーを制限するあまり、必要な栄養素も摂らないことによるものです。

以前、私たち一家がカナダに住んでいたとき、日本から輸入した「スタイルのよくなる食品」

を食べていて死んだ人のことがニュースになりました。

調査したところ、その食品は「こんにゃく」であったと大騒ぎになりましたが、偏った食事は痴呆症状を引き起こすだけでなく、命を落とすこともあるのです。

偏った食事による認知症は、発見が早ければ（おおよそ一週間以内）治りますが、逆に遅ければ回復不可能なのです。

アルコール依存症による認知症で、病院に連れて来られるのが遅かったため、ついに痴呆のままになってしまった人を、私は何人も知っています。

吉田さんの場合は、娘が機転を利かせて、早めに病院に連れて来たから大事に至りませんでしたが、発見が遅れると痴呆症状は固定してしまいます。毎日の食事がいかに大切かということを示しています。食事や栄養のバランスが本人だけでは充分に配慮できない場合、どう対処したらいいのでしょうか。

【食べる（させる）工夫へのヒント】

①栄養不良の原因は？

栄養障害といっても、アルツハイマー病とウエルニッケ症候群では、その原因は異なります。

アルツハイマー病は、食べたことを忘れてまた食べて肥満になってしまうとか、食べる時間を失して食べられなくなり栄養失調になる、などです。またアルツハイマー病患者が独りで生活している場合は、料理の作り方を忘れるとか、ガスや電気製品の扱い方が分からなくなるなどの失行症状で、調理ができないこともあります。

ウエルニッケ症候群は、本来健康であった者がアルコールに溺れ、そればかり飲んでいて食事が入らなくなったり、痩せ願望の人が食事を拒否し、その結果として栄養不良（特にビタミンB類のうちB_1欠乏）により脳に障害をきたし、認知症になったのです。

②自分で料理ができるか

自分で料理をして、その料理をちゃんと食べられるのかどうかは、アルツハイマー病患者の場合、病状を知る大きな手がかりになります。

家族や介護者は、作るところから食べ終わるまで、できるだけ傍にいてあげるとよいでしょう。料理を作る手順を覚えているのか、それとも忘れてしまって食材を前にして呆然としているのかでは、病気の重さが違います。

食べ方にしても、箸が使えず手づかみで食べるようになったのであれば、病気はかなり重症ということになります。

③アルツハイマー病患者の場合

食べたかどうかをチェックしてあげることが大切です。本人が独り住まいならば、頻繁に訪ねて行き、食卓の上、冷蔵庫の中を点検することで、おおよその状況は分かります。食事をする部屋の照明は充分ですか。

④体重計を用意

最近は機能の優れた体重計が安価で手に入ります。一週間ごとに体重を測定し、線グラフで記録しておけば、食事を規則正しくとっているかどうかの目安になります。

⑤うまく飲みこめない人は――

最近、食べ物が喉につかえる、むせるといった人を対象にしたリハビリテーションを指導する病院が増えてきました。

口を膨《ふく》らませたりつぼめたり、舌を前に突き出して左右に動かしたり、パタカ・パタカ・パタカと数回繰り返し発声するなど、「食事前の顔と口の体操」です。

かかりつけの先生や、近くの病院などで相談するといいでしょう。

⑥自分で食べられなくなったら

アルツハイマー病が進行し末期になれば、食べ物が気管に入るなどの誤嚥《ごえん》が生じ、肺炎を引き起こします。こうなると口から食べることは不可能になりますので、他の方法を講じなければなりません。

一つは、細いチューブを鼻の穴から差し入れて、喉→食道→胃へと導き、そのチューブを通して液体状にした食べ物を注射器などで流し込む方法です。

もう一つは、臍《へそ》の上あたりの皮膚を切開して、親指ほどの太さのチューブを差し込み、さらにチューブを進めて胃に差し込む方法です。これを胃瘻《いろう》と呼びますが、このほうが鼻からのチューブに比べて太いので、大量に流動食を注入することができますし、鼻からのチューブのように患者によって引き抜かれる心配はありません。

最近は、この胃瘻を作る人が増えています。ただ腹部のチューブ付近がただれたり、感染症を起こすことがありますので、常にその部位の観察をすることを忘れてはいけません。

胃瘻はお腹の外側からではなく、胃の内側のほうから作ることもできます。この場合、胃の内視鏡検査の技術を用いて、チューブを胃から腹壁へと突き通すのです。簡単な操作ではありますが、手探りの操作でもあります。出血によるショック症状を起こさないように、術後の観察を医師にしっかりとしてもらう必要があります。

また、胃瘻を造設した人は、口から食べる必要はなくなったとはいうものの、口の中に唾液が溜まります。それが肺に流れ込めば肺炎になります。その予防には吸引《きゅういん》が欠かせません。

この「吸引」は医療行為と見なされており、介護士がそれを行うことができないのです。しかし、家庭では、しろうとである家族が吸引をすることができるのです。この奇妙な規定のため、介護老人保健施設などでは、十分な介護ができないでいるのです。

❖激しい幻覚でバットを振り回す【福田潤一郎さん　六十九歳　レビー小体型認知症】

泥棒が来た、イタチも来た

福田さんが、妻にともなわれて私の外来診察を受けに来られたのは、まだ残暑の厳しい九月初めでした。福田さんは足を引きずるようにして、ゆっくりと診察室に入って来ました。

「お恥ずかしくて、申し上げるのもなんですが」

と奥さんは切り出しました。

「この暑いのに、主人は日中からガラス戸も雨戸も閉め切ってしまい、私が開けようとすると怒るのです」

「そんな、怒ってへんがな。うちのやつはいつも大袈裟に言うのです」

福田さんは、表情を変えずに、私に向かってそう言いました。

福田さんは大学を卒業後、都市銀行に勤め、最後は滋賀県内の支店長で定年を迎えました。定年後は父が遺してくれた大津市の家に住んでいるのです。定年のあとも勤めていた銀行に頼まれ、中小企業の経営コンサルタントとして、週に二日は銀行に顔を出していましたが、六十五歳でその契約も終わり、現在は年金生活をしています。

「いつからですか、戸を閉め切ったりし始めたのは」との私の問いに、福田さんの妻は、「半年くらい前からです」と答えました。

はじめは、「戸締りをちゃんとしなければだめだ」と言ってガラス戸を閉めて回るくらいだったそうですが、「だんだんエスカレートしてきたのです」と妻は言います。

「そんなおかしなことをし始めたのは半年前からですが、一年以上も前から寝つきが悪くなり、イライラするようになりました。

不機嫌で目つきもきつくなったように思いましたが、実は主人の父が五年前に九十二歳で亡くなったあとの遺産相続で、未だにもめているのです。

主人には姉と妹がいるのですが、この人たちがすごくて、話し合いを拒否して家庭裁判所に持ち込んだのです。それで何回も調停が行われていますが、未だに解決しないのです。主人は、こんなことになって死んだ父に申し訳ない、とはじめはうつ病みたいになっていましたが、最近、少し変わってきまして」

「変わってきたとおっしゃるのは、どういうことですか」

「夜寝なくなったり、ぶつぶつ言いだしたことです。それも遺産相続のややこしいことがある

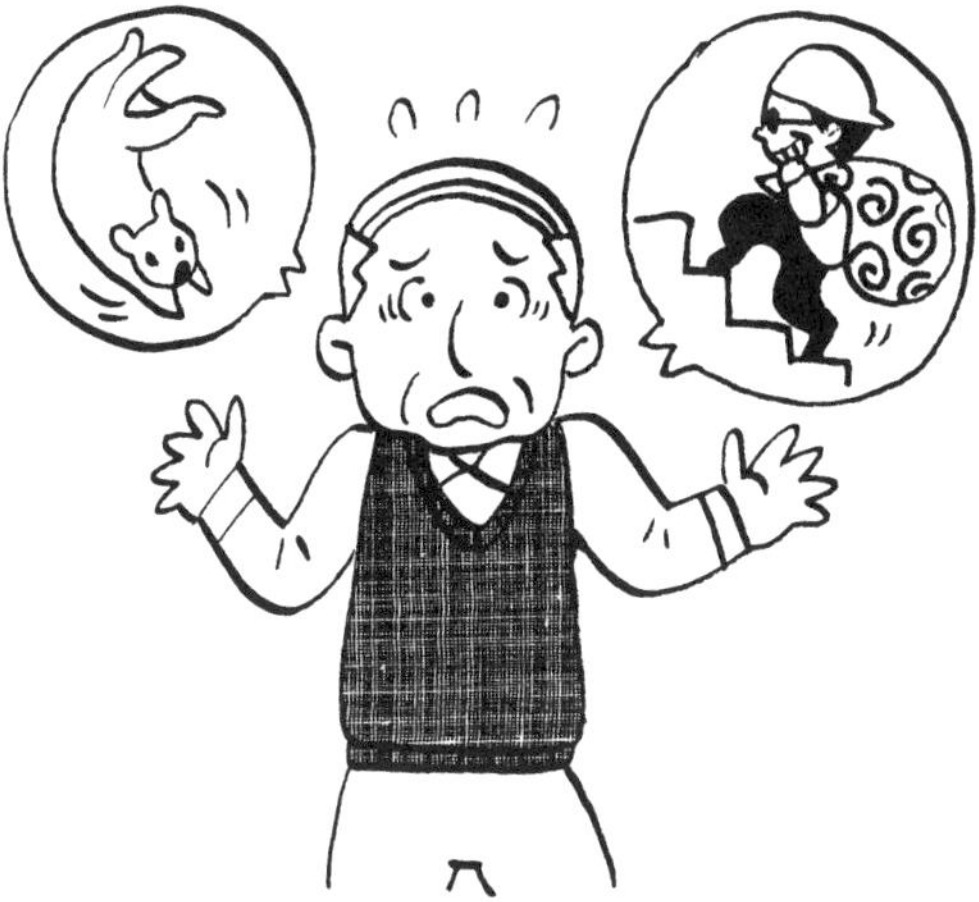

イタチが来た、泥棒が……幻覚・思い込みは説得しても無理

からと納得していたのですが、あまりに最近の行動がおかしいので」

「何かが見える、などとおっしゃることはありませんか」

「どうして、先生はご存じなんですか。それが……、イタチが来たと言うのです。そら、いまそこの縁側から入って、裏から出て行った、しゅっと走って行った、などと言うのです」

「イタチですか。すばしこい動物ですよね」

「そうです。大津といってもすこし田舎で、裏に山が迫っていますから、うちは。昔はイタチもヘビもいましたが、最近はさすがに都市化したのか見なくなりました」

「いまでも居ますよ。山のほうに行けば」

福田さんが口を挟みました。

「山には居るでしょうね。でも市街地では、もう見かけなくなったでしょう」

「昔ほどではないにしても、庭に来ます。親子でしょうか、大きいのと小さいのが走り回っているのです」

「ネコを、見間違えたのではないですか。ネコの親子は、よくじゃれあっていますよ」

「先生、いくらなんでも、ネコとイタチの区別くらいはできます。子供の頃よく見ましたしね。イタチはネコより胴体が細長く、尻尾も大きいのです。すーっと這うように走りますから」

と福田さん。

「イタチに色はついていましたか」

「薄い茶色です」


症状は次第にエスカレートしていき、ついには夜になってから、「人がやって来る、泥棒かもしれない」と言い出しました。

「いま二階で物音がした。あれは、泥棒が何かを物色しているのに違いない」と言い、二階に向かって「誰だ出て来い」と叫んだりしました。

外来診察のとき、私は、福田さんに質問しました。

「泥棒に入られた、とおっしゃってますが、実際に見たのですか、泥棒を」

「二階に上がって行く人を見たのです。さっさっさっと走り上がって行きました。黒い服を着ていました。はじめは家内かと思ったのですが、家内は、あんなに身のこなしがよくないし、これは、と思ったのです」

「私もその場に居れば、その泥棒を見ることができますか」

「さあどうでしょう。先生は、見えますかねえ。私だけかもしれませんね。私は昔から、こういうことには敏感だから」

棒やバットを枕元に置く毎日

イタチのときは、細い棒を手元に置き、これで叩き出すのだと言っていましたが、最近は、バットを傍に置くようになりました。

妻は気味が悪いと、夫を二階に寝かせ、自分は一階で寝ていると言います。夜中に時どき、二階でパシッとかドンと音がするのは、目の前に出てくる動物や人を、棒やバットで叩いているのだろうとのことでした。

神経内科的な診察では、顔の表情はなく、筋肉が硬くなっていて、身体の動きがややぎこちなく見えました。手足の震えはありませんでしたが、パーキンソン病に似ていました。

物忘れに関しては、「今日は何日ですか」に正答できなかったこと、１００から順に7を引いていくテストで少し間違いがあったのと、一度覚えてもらった物品をあとで思い出すテストで一つ誤りがあったくらいですから、あったとしてもごく軽度の痴呆症状でしょう。

ＭＲＩ検査では、脳全体が痩せているのが分かりましたが、脳血管障害を思わせる限局した異常部位はありませんでした。

結局、この患者さんの病気は、「レビー小体型認知症」と診断されました。

妻は、夫の行為を気味が悪いと言います。いくら「蒸し暑いから窓を開けよう」と言っても、頑固に反対します。「バットを振り回すのは危険だから止めて」と頼んでも聞き入れません。最近は風呂にも入らなくなり、前立腺肥大の薬も飲まなくなりました。

このような頑固さが、認知症の患者に見られた場合の対策は、あるのでしょうか。

【頑固な思い込みへの対応のヒント】

①理屈で説得は無理。精神科医に相談を

理詰めで説得しても無理なようです。福田さんの妻は、夫が実際には人や動物が居ないのにそれらが来たと言い、追い払うかのように叫び声をあげたり、バットを振り回したりするので気味が悪いと言い出しました。そのような場合、むきになって否定をせずに、少し間を置いたほうがうまくいくことがあります。動物が入り込んで来るからと戸を閉め切ってしまうのであれば、動物の変な臭いが部屋中に立ちこめて病気になるから、とすこしずつガラス戸を開けていくなどです。

しかし、バットを振り回す相手が、家族や友人など実在の人物に変わってくるのであれば、速やかな対応を必要とします。主治医や精神科医に、相談しましょう。

②入浴・服薬拒否は原因を探る

風呂に入らない、薬を飲まない、食事をしないなどの行為が、単なるものぐさや頑固さの強調されたものなのか、その他の原因によるものかを探る必要があります。

風呂場で誰かに襲われそうだ、薬に毒が入っている、食べ物に毒が入っているなどの被害的妄想によるものであれば、これも主治医に相談する必要があります。

③指示のベストタイミングは？

タイミングを考えて対応します。本人の意識がはっきりしているときのほうが、介護者の指示が入りやすいし、協力も得やすいものです。

朝起きたばかりのときには、まだぼーっとしていることが多いので、少し時間をずらしてみます。朝食も、服薬も、午前八時には拒否していても、午前十時には何もなかったかのように応じることもあります。

逆に、本人が疲れきっているときのほうが指示が入りやすいこともありますので、試みるのもよいでしょう。その場合には、命令口調のほうが効果があります。

「これ食べてみますか、おいしそうですよ」より、「さあ、これを食べましょう。私も食べています」が有効ですし、「薬を飲む時間ですが、いま飲みますか」より、「はい、いま、飲む薬です。先生が心臓病の薬だと言いました」のほうがよいのです。

ここまで読んでこられて、聞きなれない言葉に出あったことでしょう。認知症（痴呆症）、ピック病、ビンスワンガー病、ウエルニッケ症候群、うつ病、脳の画像検査（CT、MRI、SPECT）、アルツハイマー病の重症度、記憶障害、認知機能障害、人物誤認、幻覚、妄想、精神興奮、失行、失認などなど。

アルツハイマー病や血管性痴呆などは、聞いたことがあるかもしれませんが、一般の方は名前だけは知っているけれども、その内容までは分からないと思います。

この本は、介護をする人を主な読者に想定したものです。したがって、介護にあたってのヒントや、その解説に重点を置きました。病気の原因や検査内容など専門的なことは、むしろ邪魔になるのではないかと思いました。

しかし、読者の中には、医師や看護師が使う専門的な言葉を理解しておきたいと思う人もいるでしょう。あるいは何の予備知識もなく病院に行き、そこの職員がこれらの言葉を機関銃のように連発すれば、皆さんはたちまちパニックに陥ってしまう可能性があります。

そうならないために、次の第2章では、少し専門的なことを解説します。もちろん、ここは飛ばして先に進み、必要を感じたら戻って来てお読みくださってても結構です。

第2章

認知症とはどんな病気か

さまざまな症状のあらわれ方

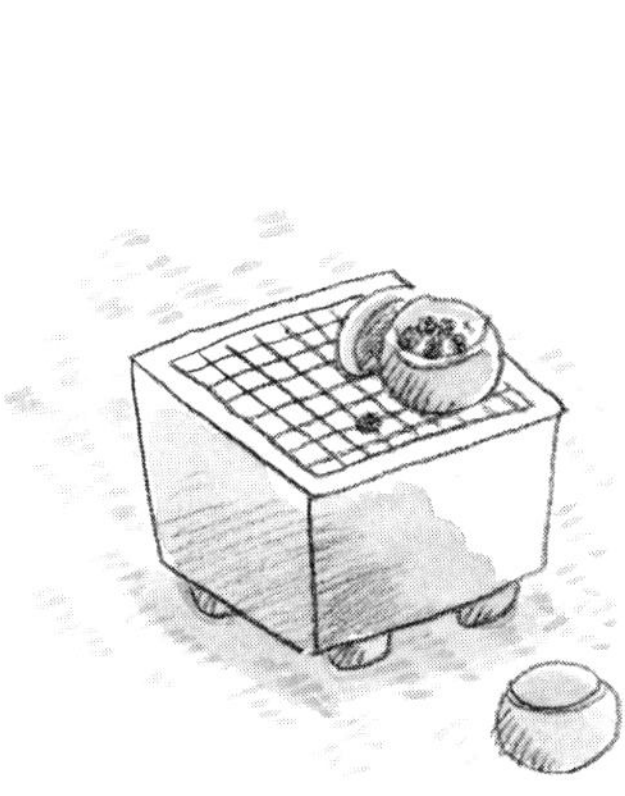

1 認知症(痴呆症)は、いくつもの病気をあらわす症状名

「認知症」は、痴呆症状を呈する病気の総称です。ちょうど、腹痛といっても、胃潰瘍、胆石、膵臓炎、十二指腸潰瘍、盲腸(虫垂炎)などいろいろの原因があるのと同じです。ウイルスによる風邪でも、腹痛をともなうことがあります。

痴呆症状を呈する病気には、アルツハイマー病、血管性認知症、ビンスワンガー病、ピック病、レビー小体型認知症など、さまざまなものがあります。いずれも物忘れが中心の症状なので、これらをひっくるめて「認知症」と呼んでいるのです。

中心の症状である「物忘れ」を、専門的には「記憶障害」といいます。

記憶障害がなければ、認知症の診断をくだすことはできません。これを認知症の「中核症状」といいます。りんごを真中で切ったとき、中央に種などの入った芯(中核)があり、その周辺に果肉があります。芯がなければりんごは実を結びません。りんごを認知症にたとえれば、記憶障害はその芯にあたるのです。

それに対し、幻覚、妄想、精神興奮、失行、失認などはりんごの果肉（周辺）にあたるもので、「周辺症状」といいます。

主な認知症には、次のようなものがあります。

アルツハイマー病

わが国では、以前は「アルツハイマー病」は極めて少なく、認知症といえばほとんどが、血管性認知症といわれていました。欧米の医療統計とは逆です。

しかし、この二十年ほどの間に血管性認知症が減り、アルツハイマー病が増えました。現在ではアルツハイマー病と血管性認知症がほぼ同数か、むしろアルツハイマー病のほうが多くなっています（したがってこの本では、主としてアルツハイマー病の症例を中心に話を進めます）。

この病気は、いまから百年ほど前の一九〇六年に、ドイツの精神医学者アルツハイマー教授によって発見されました。現在まで、多くの学者がその原因を探ってきましたが、未だに完全には解明されていません。

アルツハイマー教授が報告した患者は、発病当時五十一歳の若い女性でした。強い物忘れと、夫が浮気をしているという妄想、それにともなう精神興奮が出たため、一般病院では手におえずフランクフルトの精神病院に入院しました。そのときに主治医になったのが、アルツハイマー教授です。

この患者は数年後に亡くなりましたが、その脳を顕微鏡で調べてみると、そこには異常なもの（専門的にいうと老人斑《ろうじんはん》と神経原線維変化《しんけいげんせんいへんか》）が認められました。

脳には、重要な細胞があります。その代表が、神経細胞とグリア細胞です。神経細胞は身体の各部分に命令を出したり、身体の隅々からの情報を受け取って処理する重要な働きを持っています。これらの神経細胞がよく進化、発達したために、ヒトは他の動物とは異なる生活環境を作ることができたのです。この重要な神経細胞を支える役目を担っているのが、グリア細胞です。

神経細胞は、脳全体で一二〇億個とも二〇〇億個ともいわれていますが、グリア細胞はその数倍もあります。神経細胞が官庁街にある首相官邸や各省とするなら、グリア細胞は警視庁や周辺府県の警察本部のようなものです。

神経細胞の外壁には、アミロイド前駆タンパク（ＡＰＰ）が付着して、この細胞を保護し、成長を助けています。しかし、このＡＰＰが特殊な酵素の作用ではがれて、ベータ・アミロイドタンパクとして脳内に貯まると、それが逆に神経細胞の働きを止め、さらには神経細胞を殺すことになります。このアミロイドタンパクが集積して団子のようになったものを、老人の脳にできた「しみ」、すなわち老人斑と呼んでいます。

百年ほど前に、アルツハイマー教授が当時の顕微鏡で見つけ、丹念にスケッチした「しみ」がそれだったのです。堆積物が川の流れを阻止し、洪水を引き起こし、流域の市町村を壊滅させるようなものです。

もう一つ、タウ・タンパクというのがあります。このタンパクは、神経細胞の形を整える働きがあるのですが、これがなんらかの原因で変化すると、細胞も崩れ死に至ります。死んで形の変わった神経細胞が、神経原線維変化と呼ばれるものです。これもすでにアルツハイマー教授によって報告されています。

この他、プレセニリンやアポリポプロテインと呼ばれるタンパクも、アルツハイマー病発症に関係しているといわれています。それらが脳内に貯まらないようにすること、もし不幸にしてそれが脳内にあらわれた場合、速やかにそれを除去できればアルツハイマー病は克服されますが、もう一歩のところで、まだ解決には至っていません。

〈認知症状の重症度〉

痴呆と一口にいっても、その程度はいろいろです。

「軽度」とは、家族の人や友人が見守ってあげることで日常生活を独りで過ごすことができる状態です（アルツハイマー病では第一期）。

「中等度」とは、常時、誰かがついていないと危険な（例えばガスコンロの消し忘れがしょっちゅうあり火事の心配があるとか、夜間に外出したまま帰って来ないなど）状態（アルツハイマー病では第二期）。

「重度」とは、病気が進行してほとんど寝たきりであるとか、会話もできなくなっている状態です（アルツハイマー病では第三期）。

最近、軽度認知障害（MCI《エムシーアイ》）という言葉が使われるようになりました。

MCIは日常生活にはまったく問題がない程度のごく軽い物忘れのことで、とてもその段階では認知症とはいえません。しかしそのような人びとが、数年後にアルツハイマー病になりやすいといわれるようになりました。

血管性認知症

わが国は、太平洋戦争終結（一九四五年）から一九八〇年までは、脳血管障害（脳卒中ともいう）が死亡原因の第一位でした。すべての脳卒中患者が死ぬ訳ではありませんから、死ぬ人が多いということは、その数倍もの人が脳卒中になっていることになります。脳卒中で死なずに済んだ人の中から、後遺症として痴呆症状が出ます。

脳卒中には大きく分けて、「出血性脳卒中」と「虚血性脳卒中」があります。

出血性脳卒中は、脳の内側あるいは表面を走る血管が破れて出血するもので、その代表例に脳出血と、くも膜下《まくか》出血があります。

虚血性脳卒中は、脳内あるいは脳へ行く血管が詰まったために、脳に血液が供給されなくなることで生じるものです。動脈硬化が進み血管が細くなり遂には閉塞するものと、心臓に異常があり、血の塊が心臓から剝がれて血管内を移動し、脳の血管を塞いでしまうものがあります。

出血性でも虚血性でも、脳に与えるダメージは同じで、共に脳神経を冒《おか》します。冒された場所によって、いろいろな症状が出ます。手足の麻痺や言葉の障害（失語症）などが突然生じます。

このような脳卒中発作が何回かあったのちに記憶障害があらわれ、血管性認知症と診断されます。

ビンスワンガー病

十九世紀末に、ドイツのビンスワンガーという学者がこの病気を研究したので、ビンスワンガー病と呼ばれています。血管性認知症の一つ、と考えることもできます。

高血圧症と高脂血症を治療しないで放っておく人に、よく見られます。これまで脳卒中に罹ったことがなく、手足の麻痺などがないので安心していると、この病気に襲われることがありますので、要注意です。

脳のＭＲＩでは、脳の表面ではなく、内側全体に変化が見られます。

正常な脳を豆腐にたとえるならば、この病気の脳は高野豆腐《こうや》といってよいでしょう。つまり脳全体が「すかすか」になっているのです。これは脳血管が動脈硬化で細くなり、脳へ行く血液が長年にわたって少なくなっている状態を示します。

その主な症状は、記憶力の低下、意欲の減退、性格変化、歩行障害などです。

ピック病（前頭側頭型認知症）

百年以上も前に、ドイツの学者アーノルド・ピックが報告した病気です。記憶障害より、異常な行動や精神症状が目立ちます。アルツハイマー病と同じく、脳の萎縮が見られますが、特に脳の前のほう（前頭葉《ぜんとうよう》）と横（側頭葉《そくとうよう》）にそれがはっきりします。脳があまりにも瘦せて細くなっているので、ナイフの刃のようだと表現されることもあります。

前頭葉は感情をコントロールする働きがあり、それは、つつましさとか遠慮深さで表現されます。その場の状況を見て、適切に行動をとることができるのは、前頭葉の働きです。

ピック病の患者は、感情の抑制ができなくなりますから、社会、職場あるいは家庭での行動に、問題が生じます。

五十嵐さん（七四ページ）が、ベルトコンベアで目の前に運ばれて来る器械に手も触れずに、隣りの工員に話し続けたのも、隣人の家にあがりこんでお菓子を食べたのも、道行く人に無遠慮に話しかけたのも、暑いからと大通りでスカートを脱いで下着姿になったのも、この病気がさせたことなのです。

側頭葉は、欲動（食欲、性欲など）のコントロールに関わっています。ここの病変は、異常食欲や異常性欲を引き起こすことがあります。たくさん食べるとか、なんでも口に入れてしまうとか、なんでも舐《な》めてみるといった行為が目立ちます。

最近、ピック病を前頭側頭葉変性症の一つであると考える学者もいます。

レビー小体型認知症

レビー小体は、神経細胞内にあるタンパクです。これが神経細胞を攻撃し、殺します。アルツハイマー病と似たような症状が出ますので、これまでアルツハイマー病と診断されていた人の中に、このレビー小体型認知症の方がまぎれていた可能性があります。

レビー小体型認知症は、アルツハイマー病類似の症状に加えてパーキンソン病の症状、すなわち手足の筋肉が硬くなったようなぎこちない動きやこわばり、前かがみの小幅歩行などが見られます。幻覚（人や動物の姿が見えるなど）を訴える人もいます。

この病気は、最近注目され始めたもので、症例数は毎年増えています。

エイズ

アフリカの風土病と考えられていたエイズが、世界中の注目を集めるようになったのは一九七〇年代です。

日本ではやや遅れて、一九八五年頃に日本人の感染者が報告され、大騒ぎになりました。

私がカナダの大学に滞在中にエイズのことが話題になり、「日本には何人のエイズ患者がいるのか」と尋ねられました。そのときはわずか三〇人程度であったので、そう答えたところ、「そんなに少ないのか、間違いではないか」と言われたのを、いまでもはっきり覚えています。

その後、わが国でも、文字どおりうなぎのぼりに患者の数が増えました。特に男性患者数が女性の一〇倍近くあります。二〇〇四年までに、男女合わせて六〇〇〇人ほどの人がエイズウイルス（このウイルスをＨＩＶと呼びます）に感染し、そのうち一三〇〇人がすでに死亡しています。ＨＩＶ感染者は六〇〇〇人ほど、と厚生労働省は報告していますが、実際はこれよりはるかに多いだろう、と推定されています。

この病気は死亡率が高く、いったん感染するとほとんどの人が短期間で死亡するので、関心を集めました。

一方、主として若者の間で、しかも同性愛者や不特定多数の人との性交渉をする者、麻薬中毒者が罹る特殊な病気であるとも考えられていました。しかし、血液製剤に混入したＨＩＶによって感染する人や、同性愛者ではない人からの発病が認められてから、さらにこの病気が注目されるようになりました。

単に若者の病気ではなくなったのです。死亡率の高かったこの病気も、種々の薬剤が開発されたことで、長期生存も可能になってきました。

ＨＩＶが脳に侵入すると、炎症を起こします。このエイズ脳症（一般にウイルス、アルコール、寄生虫など外からの物質によって脳が損傷を受けると、それを脳症《のうしょう》と呼びます）は、物忘れや精神錯乱症状を引き起こしますから、痴呆の原因として常に考えておかなければならないものです。

高齢で性的活動力が低下している人でも、病歴をきちっととる必要があります。患者自身の輸血歴や使用薬剤、配偶者との関係などです。

また、ＨＩＶ感染者は免疫力が低下していますので、外部からの異物による攻撃に弱いのです。細菌や寄生虫などが身体に侵入してきても、それを追い払うことができません。それらの菌や寄生虫が脳にまで及べば脳が冒されて、細菌性脳炎や寄生虫脳炎になります。これらも激しい記憶障害や精神症状を引き起こします。

アルツハイマー病や、血管性認知症との区別が必要になります。

うつ病との違いについて

うつ病は、アルツハイマー病と間違えられやすい代表例です。

うつ病は認知症ではありませんが、注意を要するのでここで説明をします。

梅森千登勢さん（四三ページ）を思い出してください。彼女の夫は、「私の妻は、うつ病ではないですか」と言って千登勢さんを連れて来たのです。画家の藤田さん（五五ページ）もそうでした。娘さんが、「父は、すこしうつ的だ」と思っていました。

本来、アルツハイマー病とうつ病は別のものですが、初期の症状が似ています。学者の中には、別物ではなく、脳内の似たような化学物質の異常によって引き起こされる親戚関係の病気ではないか、と主張する人もいます。もっとも、うつ病の患者がいつのまにかアルツハイマー病を発症しているとか、その逆のこともあり得ますから厄介です。

うつ病の主な症状には、次のようなものがあります。

●食欲の低下
●睡眠障害
●性欲の減退
●物事に集中できない
●周囲のことに無関心
●何かを決定しようとしても判断ができない
●集会など人前に出て行くのをいやがるようになる
●時にはイライラして暴力を振るうこともある

●自殺したいという気分になる

なんと、これらの症状は、すべてアルツハイマー病にもあります。うつ病の原因は、なんといっても、その人の脳内化学物質の作用によるものですが、環境も大いに関係します。精神的ショック、たとえば親の急死であるとか、受験の失敗、事業の失敗、住居を変える、といったことが影響を与えます。

アルツハイマー病になった人が、独り暮らしは無理だからと、これまで住み慣れた田舎から大都会の息子のマンションに引き取られたりすると、症状が一挙に悪化することがあります。これは、アルツハイマー病そのものの病状の進行というより、環境の激変によるうつ病の発症、あるいは、うつ状態の悪化がからんでいると思われます。

同じことは、施設に入所した際にも生じます。狭い居住空間、右を見ても左を見ても他人ばかり、スケジュールに合わせた生活など、これまでとまったく違った環境に置かれ、混乱と同時にうつ気分になるのです。

アルツハイマー病と高齢者のうつ病に共通していることは、両者とも多くのものを失っていることです。それはどんなものでしょうか。

多くは配偶者を失っています。長年付き合ってきた友人、隣人を失っています。土地や家屋などの不動産を失う人もいます。預金も少なくなっています。貴金属類も失っています。これまでの病気で、身体の一部（胃、腸、腎臓、子宮、前立腺など）を失っています。女性であれば、出産時に子供を失ったという経験もあるでしょう。

そして何より、能力（憶える、判断する、認識するなど）を失っているのです。ですから、この二つの病気の治療には、共通点があります。

もちろん、アルツハイマー病には抗痴呆薬による治療、うつ病には抗うつ薬による治療がありますが、共通した対応策としては次のようなものがあります。

【うつ病（うつ状態）への対応のヒント】

①むやみに激励しない

これは、藤田彰彦さんの項（六二ページ）で説明しました。

②軽度な運動を一緒に続ける

サイクリングでも、ジョギングでも、散歩でもいいのです。運動は気分転換になりますし、空腹感を呼び起こし、食欲を増進させます。

身体の疲れは睡眠をもたらしますから、うつ病者の不眠の訴えが減ります。

③連絡を密にする

直接会って話ができれば一番いいのですが、それが不可能であれば、電話ででも話をすることです。

私の友人の介護老人保健施設長が言ったことが、忘れられません。

「デイルームで、かなり進行した認知症の二人が、熱心に話し合っているのを見かけました。笑ったり、頷いたり親しげでした。傍に寄って聞いてみると、二人はまったく別の主題で話をしているのです。一人は自分の釣り自慢を、一人は自分が食べたい料理のことを話しています。それなのに、『ああそう、よかったな』とか、『へえ、それで』などを間に挟むと、けっこう会話として成り立っているから、不思議でした。ひとしきり話が弾んだあと、彼らは肩を叩いたり、握手をして自分の部屋に戻って行きました」

これではコミュニケーションはとれていないと思われるでしょうが、これでいいのです。誰も傷つく人はいませんし、それどころか、二人は短時間であれ、このうえなく幸せだったのですから。

2　認知症によく見られる症状とその対処法

症例を紹介するなかでもすこしずつ述べてきましたが、認知症に見られる症状をまとめて解説します。

物忘れ

「物忘れ」は、専門家の間では「記憶障害」や「記銘力障害《きめいりょくしょうがい》」などとも呼ばれます。

記憶障害を説明するには、まず、記憶とは何かをお話ししたほうがよいでしょう。

記憶とその再現のメカニズム

私は、二〇〇三年秋から、カナダの大学で学生を教えていましたが、そのことを例にとって説明しましょう。

カナダでは、秋になるとカエデが美しく色づきます。そのカエデの森の中に、大学がありました。十月のはじめに、七〇人ほどの学生を相手に、「日本人の死生観」のタイトルで講義をしました。

学生の七〇パーセントは女性でした。彼らは私の講義に大変興味を示し、講義のあとで数人が質問しました。その中には、汎神論とは何かとか、シンクレチズムについてもうすこし説明をしてほしい、というものもありました。

一年経っても、目をつぶるとその頃の風景が浮かんできます。なぜでしょう。

まず、カナダに着いた翌日、ホテル近くのビクトリア公園を散歩して、巨大なカエデの木に圧倒されました。リスが走り回っていました。大学を訪ねたら、ビクトリア公園の数十倍のキャンパスの広さに驚きました。

教室に入ると、ジュースやスナック菓子を持ちこんでそれを食べながら元気に話している若い女子学生に圧倒されました。しかし私が講義を始めると、しーんとして誰一人私語をする者はいません。居眠りをする者もいません。しかも授業が終わると、手を挙げて堂々と質問をするのです。

そのような授業を受ける態度に、すっかり圧倒されてしまったのです。

キーワード入力

ですから、「二〇〇三年秋」「カナダ」「学生講義」の三つのキーワードを入力すると、私の脳内のキャビネットに収めてある「二〇〇三年のカナダの大学での授業」というファイルが出てきて、それを開くと「カナダの秋、カエデが美しい。リスが走り回っている」、「大学、広大なキャンパス」、「講義、日本人の死生観」、「学生、ジュース、スナック菓子」、「私語なし、居眠りなし、若い女子学生が足を組んで座る」などのサブファイルが、細かい説明つきで現れるのです。

思い出が鮮明なのは、なんといっても「圧倒された」ためでしょう。

このことでもお分かりのように、記憶には三つのプロセスがあります。

一つは、正確に覚えるということです。公園のカエデやリス、教室の学生、ジュース、授業内容などです。

二つ目は、覚えたことを整理して、脳内にファイルを作って蓄えておくことです。

三つ目は、そのファイルを必要に応じて引き出すということです。

細かいことまで正確に思い出すためには、この三つの事柄がきちっと行われなければなりません。どの一つでもあやふやであれば、思い出すことはできません。

夢の中ではあれほど鮮明に見たのに、朝起きたときにそれを思い出せないのは、脳内にしっかりとファイルしておくという操作ができていないからです。

電話番号を誰かに教えてもらいながら、その番号をプッシュして相手と話をしても、電話が終わったときにはその電話番号を覚えていないのは、脳内にその番号をファイルしておくという操作がなされていないので、引き出そうにも引き出せない（つまり思い出せない）からです。

認知症の人は、脳内のファイルシステムが壊れています。ですから、一度聞いたことを二、三分後に尋ねても、その内容を思い出せないのです。病気が進むと、内容だけでなく「聞いたこと自体」を忘れていますから、家庭生活や社会生活に問題が生じるのです。

これで、記憶のメカニズムについて、すこしは理解していただけたと思います。

心配ない物忘れ、心配な物忘れ

次に、記憶障害（物忘れ）について説明します。

これには二種類あります。心配のない物忘れと気になる物忘れです。認知症患者は、その初期にはどうも自分がすこしおかしいと気づきます。最近忘れっぽくなったことに気づくのです。

しかし、人は年をとると物忘れが出ますし、自分の親も、お祖母さんもそうだったと思い、一

認知症の代表的な症状

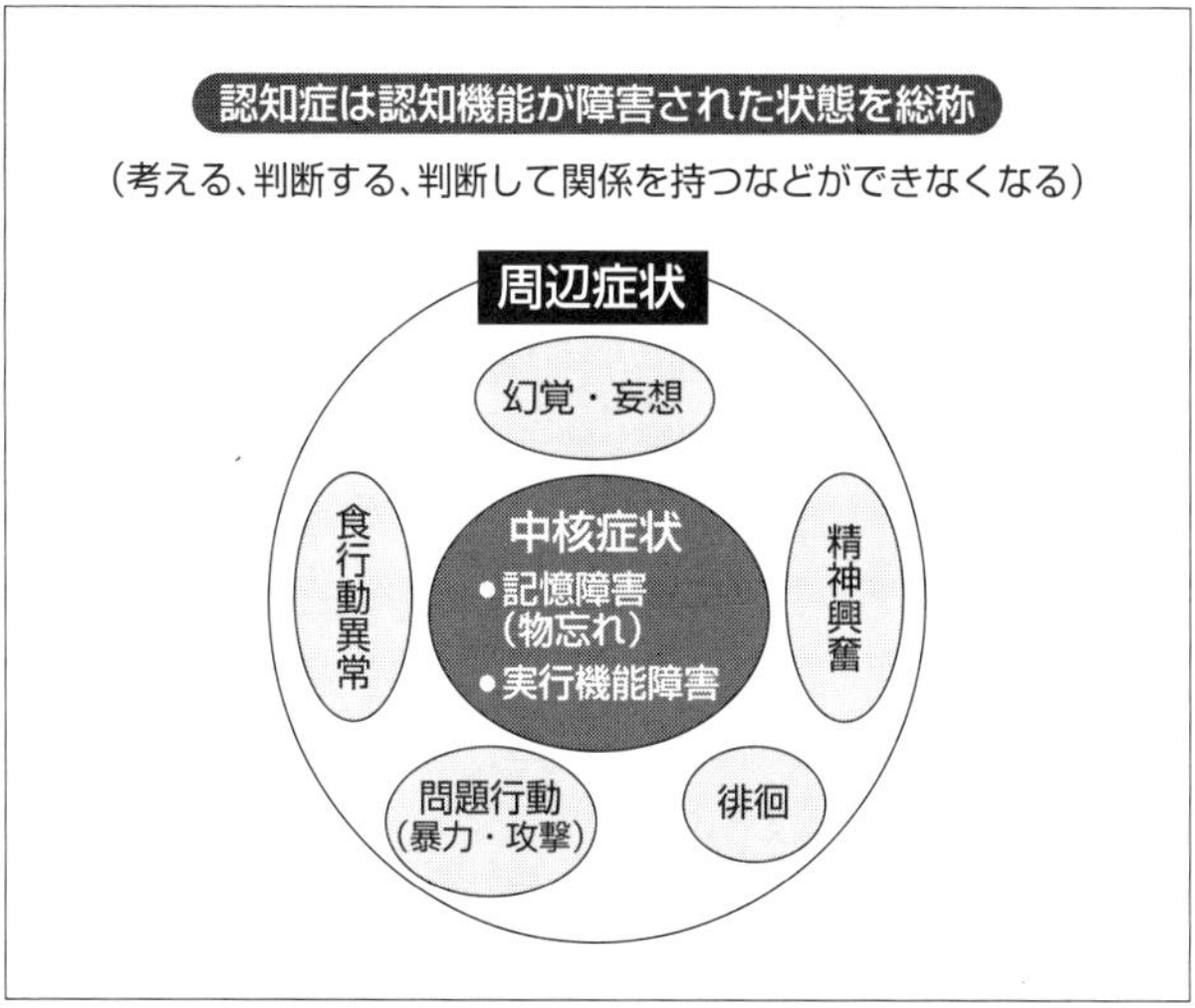
認知症は認知機能が障害された状態を総称
（考える、判断する、判断して関係を持つなどができなくなる）
周辺症状
幻覚・妄想
食行動異常
中核症状
●記憶障害
（物忘れ）
●実行機能障害
精神興奮
問題行動
（暴力・攻撃）
徘徊

認知症を早期発見するためのポイント

①しまい忘れ（探し物）が増える
②一日のうち、何度も同じことを言う（数時間前に話したことを忘れる）
③約束を忘れる（約束の場所や時間を間違える）
④料理に時間がかかるようになる（同じ献立が続く、料理の品数が減る）
⑤交際が減る（近所づきあいや、趣味の会などに行かなくなる）
⑥日付、曜日、季節が分からなくなる
⑦子や孫の名前を混同する

安心します。

以前勤めていた職場の同僚の名前が出てこなくて、イライラすることがあります。彼が盆栽の趣味を持っていたことや、横浜に住んでいることも、今年も年賀状が来ていたことも覚えているのですが、肝心の名前が出てこないのです。彼が「いつでも盆栽の手ほどきをするから」と年賀状に添え書きしていたことまで思い出すのに、名前が出てきません。しかし、夕食を食べているとき、「ああ、杉田さんだった」と名前を思い出すのです。

テレビで、小津安二郎監督の作品が放映されています。懐かしい俳優だなと思いながらも、その名前が出てきません。ひょうひょうとした物腰、ぼくとつな話し方はこの俳優独特のものなのですが、名前が出てこないのです。しばらくして笠智衆《りゅうちしゅう》の名前が浮かび、おまけにその妻役の女優が東山千栄子であることも思い出しました。

この二つの例のような物忘れは、心配のない物忘れ――「健康な物忘れ」つまり健忘症といいます。

では、気になる物忘れ――「病的な物忘れ」とは、どのようなものでしょうか。

杉田さんと会社で机を並べて仕事をしていたこと自体を忘れている、昨夜テレビで昔の名画を見たこと自体を忘れている、となるとこれは問題です。

昨日宴会の席で出された料理の献立を聞かれて、二、三種類しか思い出せなくても問題はないのですが、料理を食べたことや、宴会に行ったこと自体を忘れていれば、これは病的と言わざるを得ません。

物忘れが「健忘」であっても、そうではなくても、物忘れに気づいた人は、手帳やメモ用紙に書きこむようになります。あるいは、これまでつけたことのない日記を書き始める人もいます。これは集会に出席するような場合や、家族に電話がかかってきたときに、あとでそのことを伝えるのに役立ちます。

これは、まだ認知症ではない人、認知症になっていたにしても症状が軽い人にとっては、日常生活で役立つ方法です。

ですから、周囲の人も積極的にメモをとるのを推奨するべきです。決して「いままで、そんなことはしたこともなかったのに、お父さんもいよいよボケがきたの」などと、その人の自尊心を傷つけるようなことを言ってはいけません。

電話機のすぐそばに大きなカレンダーを貼りつけておき、その余白をメモ用紙代わりに使ってもらうのもいいでしょう。

電話（がかかってきたこと）を忘れる

電話は、私たちの生活に欠かせません。これの取り扱いかたを間違えれば、人間関係を損なったり、商売上の不利益をこうむることがあります。

誰かが電話をかけてきたときに、不適切な対応をしたり、取り次ぐべきなのに知らん顔をしたならばどうなるでしょう。認知症の人が電話に出たときには、そのようなことが起こります。電話をかけてきた人が認知症の人と話をしていて、明らかにこれはおかしいと感じたのであれば、まだましです。彼は、またあとでかけ直そうと思うはずですから。

認知症の人は、通常は電話中の会話はまともです。記憶障害があるといっても、聞いたそばから忘れてしまうほど重症の人は極めて少ないのです。会話の内容を数秒は覚えていますから、その間に答える分には、異常は認められません。


次は、ケアマネージャー（介護支援専門員）が騙された例です。

「今朝、お食事は済まされましたか」

「ええ、済ませました」

「何を召し上がったのですか」

「ご飯に、味噌汁です」

「それだけですか」

「いえ、佃煮と納豆も食べました」

「ご自分で作っていらっしゃるのですか」
「ええ、ずーっとやってきましたから。別に苦になりません」

奥さんの後ろで、ご主人が手を横に振って、違う違うと合図を送っています。実際はパン食で、ジュースと卵焼きでした。もう二年前から、食事は夫が作っています。それなのに、この調子ですらすらと答えられると、要介護認定の作業で訪問したケアマネージャーは、この人は充分自立しているなと思ってしまうのです。

認知症の人が電話を受け、返事がもらえないでトラブルになることを避けるには、電話録音機を購入するのも一つの方法です。

認知機能障害

私たちは、見たり、聞いたり、触れたり、感じたりしたことをもとに、種々の判断をし、それによって適切な行動をとり、生活をします。

「認知機能」とは、感じとったことをもとにして、ふさわしい判断をするのに必要な能力です。そのためには、記憶力、周辺に対する注意力、情報を照らし合わせる能力、それらすべてを統合する能力などが必要になります。

したがって、認知機能障害があれば、正確に見たり、聞いたり、触れたり、感じたりができなくなります。しかも、それらの情報がおかしいのかどうかも判断できず、結果として異常行動として現れるのです。

大橋加寿子さんの例（三七ページ）を、思い出してください。

帰宅してみると、箪笥の引き出しが開けられ、畳の上に衣類などが散乱しています。彼女はてっきり泥棒に入られたものと思い、警察に通報しました。

彼女は、自分がしまいこんだ指輪を探そうとして箪笥の中を引っかき回したことを、すっかり忘れています。おそらく、その最中にお腹が空いてきたので、スーパーに買い物に行くことを思いつき、そのまま出かけたのでしょう。帰宅して先ず目に入ったのは、衣類やバッグが散乱している部屋でした。

他の部屋は荒らされていないし、泥靴のあとも、泥棒が入ってきて出て行った形跡もありません。しかし、すでに判断力が低下していたので、短絡的に泥棒を連想し、警察を呼んだのです。

幻覚

「幻覚」は知覚の異常です。

私たちはよく五感を働かせるといいますが、これは、見る、聞く、味わう、においを嗅《か》ぐ、触ることをいいます。これらすべての知覚は、対象物があってはじめて成立するものです。

私はこの夏、家の近くの宝ヶ池公園で行われた花火を見ました。ひゅーという音に続いて色とりどりの大きな輪が頭上に広がり、同時にどーんという腹に響く音を聞きました。池の中央に筏《いかだ》を組んで打ち上げていましたが、そこからわずか五〇〇メートルしか離れていない場所での見物ですから、花火が散ったあと、火薬を包んだ白い紙がひらひらと散って来ました。その紙片は、かすかに火薬のにおいを運んで来ました。私はこの花火見物で、視覚、聴覚、嗅覚《きゅうかく》を働かせたことになります。

もし、このような対象物がないのに、何かが見えたり、聞こえたり、においがすると感じれば、これは病気によるものです。

このほかに、何も食べたり、舐《な》めたりしていないのに何かの味がするとか、何もないのににおいを感じる、身体に何も触《ふ》れていないのに触《さわ》られている感じがする、という病気があります。

たとえば、私が昔受け持った男性患者は、腐敗臭がする、魚の腐ったにおいだと、家中その魚を探しましたが何もありません。妻によって病院に連れて来られたのですが、側頭葉に脳腫瘍が発見されました。

幻覚の多くは視覚性と聴覚性で、それぞれ「幻視《げんし》」、「幻聴《げんちょう》」ともいいます。統合失調症にも幻覚（特に幻聴）が見られます。アルツハイマー病、レビー小体型認知症、パーキンソン病などでも幻覚（この場合は幻視が多い）が見られます。

治療のために飲む薬の副作用でも、幻覚が生じることがあります。

錯覚

幻覚は、対象物が存在しないのに、見えたり聞こえたりすることですが、「錯覚」は実際に見たもの、聞いたものを、違うように受け止めることです。黒い着物を着た人をお化けだと勘違いしたり、建物内に流されているバックグランドミュージックを自分に対する特別なメッセージと勘違いするなどです。廊下に置いてあるゴミ箱を孫だと勘違いした（あとで述べる浅野ゆりさん＝一六二ページ）のも、錯覚です。

妄想

私がまだ高校生だった頃、近所の幼稚園児が門の横に植えてある松の木から飛び降りて、足の骨を折りました。この子は当時テレビの人気番組「スーパーマン」を見ていて興奮し、風呂敷を首に巻いて走り回っているうち、自分もスーパーマンになったような気がしたのです。それで松の木によじ登り飛び降りたのですが、本物のようには空中を飛ぶことができず、救急車を呼ぶことになったのでした。

そんなことをよく「妄想めいたことを考えて」などといいますが、「妄想」とは何でしょうか。専門的には、「訂正不可能な間違った信念」といいます。つまり間違ったことを信じてしまい、それを他人が訂正しようとしても不可能な状態、をいうのです。

さっきの骨折した幼稚園児はどうでしょうか。確かに人が風呂敷一枚で空を飛べるわけはないので、「飛べる」と思ったのは間違った信念でしょうが、五歳の子供には、その信念が正しいか正しくないかの判断がまだできないのです。普通は、門の高さより上に立てば、怖いという気持ちが先に立つのですが、この子は勇気があったのでしょう。

大人であれば話は別です。これまで紹介した症例の中にも、妄想の症状がいくつかあったと思います。

何年も前に死んでいる母が生きているという妄想、いまの夫はニセモノらしい、ホンモノは別にいるという妄想、泥棒に物を盗られたという妄想（これはアルツハイマー病に多く、「物盗られ妄想」という）などです。

次の藤山孫一（九十二歳）さんの話も、妄想をよくあらわしています。

妻の春江さん（八十八歳）が私のところに来て、こう言いました。

「先生、うちの主人、おかしいんですよ。私に向かって、春江を呼んできてほしいって言うことがあるんです。まるで傍から見ればふざけているようでしょうが、案外真面目に言ってるから、おかしくなってしまいます」

「毎日ですか、そういうこと」

「いいえ。調子がいいときは、そんなこと言いません。週に一回か二回です」

「夕方ですか、そんなことを言い出すのは」

「夕方が多いみたいですね。そんなときは結構喋るんですが、その割には言っていることがおかしいですね。まとまりがないんです」

「あなたに向かって、あなたを呼んでこいと言われるんですね。それで、あなたはどうされるんですか」

「もちろん、呼んできます。私は一人三役なんです」

「一人三役？　まるで芝居ですね」

「そうです。お芝居です。あるときは妻、あるときは母親、またあるときは使用人。二十面相です」

「それでは、ご主人の言葉遣いが違うのですか、それぞれに対して」

「そうです。私には、それはぞんざいな口のききかたです。『おい、腹が減った。早く飯を持ってこい』です。何しろ主人は明治の生まれですから」

「あなたをあなたのお母さんと勘違いしているときは、丁寧《ていねい》なものの言い方をするのですか」

「そうです。それも明治生まれの夫らしいです。母に敬意を表しているんでしょうね。私に向かって『すみませんが、家内を呼んできて頂けませんか。ちょっと頼みたいことがあるもので』なんて言うんですよ」

「あなたを使用人と思っているときは、どんなふうにおっしゃるんですか」

「これがまた違うんです、言い方が。命令口調です。『君、わしの妻を呼んできてくれ』です。妻の私に向かって言うのですから。はじめはびっくりしました」

「そんなふうにいろいろ言われて、あなたはどう対応されたのですか」

「これはもう、お芝居なんだ。役者になってやろう、と思いましてね。私を母だと思って話しかけてきたときは、『はい分かりました、ちょっと見てきましょうね』と言って、奥に引っ込んで、しばらくして『お呼びですか、何か用事ですか』と戻るのです。使用人のときは、『はい畏まりました、ただいま』と返事をしておいて、しばらくして前掛けをして妻の登場ということになります。これでうまく収まっています」

藤山さん夫婦は、結婚してから始めた家具商の事業が成功し、いまはそれを息子に任せてのんびり暮らしています。妻の次の言葉が印象的でした。

「六十六年も一緒に暮らしていると、いろんなことが起こりますね、先生。でもまさか、役者にされるとは思ってもみませんでした」

逆に、六十六年も共に暮らしているから、このような役者が、なんの抵抗もなく演じられるのではないかと思いました。誰に習ったわけでもなく、また病院で医師にヒントを与えられたわけでもなく、逆らわずに「妻を探しに行く」行為が、このアルツハイマー病の夫に心の平穏を与えているのでしょう。

夕暮れ症候群

夕方から夜間にかけてそわそわし、落ち着かず家の中を歩き回ったり外に出て行ったりする認知症の人がいます。夕暮れの時間帯に出現するところから、「夕暮れ症候群」と呼ばれています。

英語では、太陽が落ちるとき（サン・ダウンニング）の症状といいます。

奥さんに一人三役を演じさせた藤山さんも、妄想が夕方に起こる夕暮れ症候群です。

夕暮れ症候群の人は、傍から見ると、動きもよくなり、元気になったように思えますが、その行動や話の内容にまとまりがなく、こちらからの指示が正しく入らないことが多いのです。目的もなく動き回ることは転倒につながり、骨折を引き起こすこともあります。また夜間の外出・徘徊は、そのまま家に帰れなくなるなどの失踪、行方不明につながります。

これらは、アルツハイマー病の中期に出やすい症状で、その多くは「譫妄《せんもう》」（錯覚、幻覚をともなう状態）によるものです。いまのところ原因は不明ですが、疲労、退屈、ストレスなどが引き金になっているといわれています。

もう一人、夕暮れ症候群を示した人を紹介します。

この八十六歳の女性は、アルツハイマー病です。

若い頃に住んでいた丹後半島の思い出を大切にしながら、介護施設で生活しています。物静かな方で、日中は他の入所者と話をしたり、お世話をしてあげたりしますが、夕方になるとすこし目つきがきつくなります。「私はいつ、山鳩の里に帰れるのでしょうか」と言います。「山鳩の里」は以前に入所していた介護施設で、そこが気に入っていたようです。

またあるときは、ナースステーションにやって来て、施設長に「長い間お世話になりました。明日帰ることになりました」と丁寧に挨拶をしました。手には大きな紙袋を二つ持っています。

施設長は、実家で何か突発的なことが生じ、それでこの人が帰ることになったのだと思い「おうちに帰られることになって、結構でしたね。お元気で」と挨拶をしました。

実は、この方はほとんど毎日のように、夕方になるとナースステーションに来て「お世話になりました。明日帰ることになりました」と申し出ていたのです。


強い帰宅願望で、興奮するようなケースには、どのように対応したらいいのでしょうか。病院や施設に入所している人だけでなく、自分の家に居るのに、そこから「さあ家に帰ろう」と言い張る人もいるのです。

譫妄状態がベースにあると思われるなら、理詰めで言っても無理です。「ここはあなたを治療するところです。家に帰ると言われても、先生の許可が出ていません」とか、「ここはあなたの家でしょう。そんなわがままを言わないで」などといくら説明しても、納得してはくれません。

夕暮れどきで、お腹が空いているはずです。とりあえず、お茶でもジュースでも飲んでもらいます。お菓子やフルーツなど、本人が好きなものを口にしてもらうのもいいことです。人は空腹のときや喉が渇いているときは、イライラするものです。認知症の人も同じです。お腹がいっぱいになれば、イライラした感情も収まります。

それでも帰ると言ってきかないときには、条件を提示してはどうでしょう。「いまはもう遅いから、明日にしましょう」とか、「迎えに来る人が今日は都合が悪いと言っている」などと伝えて、あなたの希望は叶えたいけれどこちらにも都合があるので、と協力をお願いするのです。

ある施設で、「おねえさん、わしはどうしても家に帰らんならんのや。足が不自由なので、息子に迎えに来てほしいのや。息子はいつ来るって言ってた？」とひっきりなしにナースステーションに尋ねに来る認知症患者がいました。

職員は「あさって来られます」と答えていました。

「そうかそうかおおきに。あさってヨシオが来るんやな」で、とりあえず会話は終わります。

翌日も同じ質問があり、同じ回答でした。

「あさって迎えに来ます」というのが、絶妙なやりとりのように思いました。「明日迎えに来る」と言えば、本人は「そうか明日か」と荷物をまとめ始めるかもしれません。そしてその荷物を枕元に置けば、ますます帰宅願望が募ることでしょう。もし、五日後とか一週間後に迎えに来ることになっています、と言えば、そんなに遅くまで待っていられないとますます興奮するでしょう。

徘徊

なぜ徘徊するのか

認知症の患者は、よく「徘徊《はいかい》」します。他人の目には、彼らの行動は徘徊と映るのですが、本人はそうは思っていません。必死の思いで歩いているのだと理解してあげてください。

よくあるのは、デパートや駅での徘徊行為です。デパートで買い物をして外に出ます。認知症の患者は、方向感覚が失われているので、自分がどこにいるのか分かりません。

地下鉄を利用してはじめての場所に行った際、地上に出てきたとき自分がどこにいるのか分からず、茫然とすることがあるでしょう。認知症の人は、いつもそのような状態に置かれていると思ってください。彼らは、結果的にさまよい歩くことになるのです。

このようなことは、初めての土地に引っ越した際にも生じます。

方向感覚が失われていることを、「地誌的見当識障害《ちしてきけんとうしきしょうがい》」とか「地誌失認《ちししつにん》」などといいます。

要するに、頭の中に地図が描けなくなっているのです。

認知症の人は、このような失認に加えて、自分たち一家が引っ越してきたこと自体を忘れていますから、新しい「自分の家」から以前住んでいた家に帰ろうとするのです。これが、はたから見た徘徊の実態なのです。

行動が分かる工夫と「連絡先メモ」の携行

このような、徘徊の末に行方不明になってしまう人の介護は大変です。いつも監視していなければならないので、疲れ果ててしまいます。

最近は監視システムの開発が進み、施設に入所している認知症患者に応用されています。小さな器械を患者に持たせて、その器械を中央監視システムで追跡するのです。玄関から外に出ようとするとブザーが鳴るとか、器械が一定の時間動かない場合にもブザーが鳴って器械の場所を知らせるようにしておけば、患者の行動をモニターすることができます。後者はトイレで倒れている場合などにそれを発見できるのですが、あまり感度を上げすぎると、プライバシーを侵害することになります。

このシステムは、図書館や商店でも採用されています。貸し出し手続きを完了しない本を持ち出そうとした際、ゲートのセンサーが反応する仕組みになっています。本にチップが埋め込

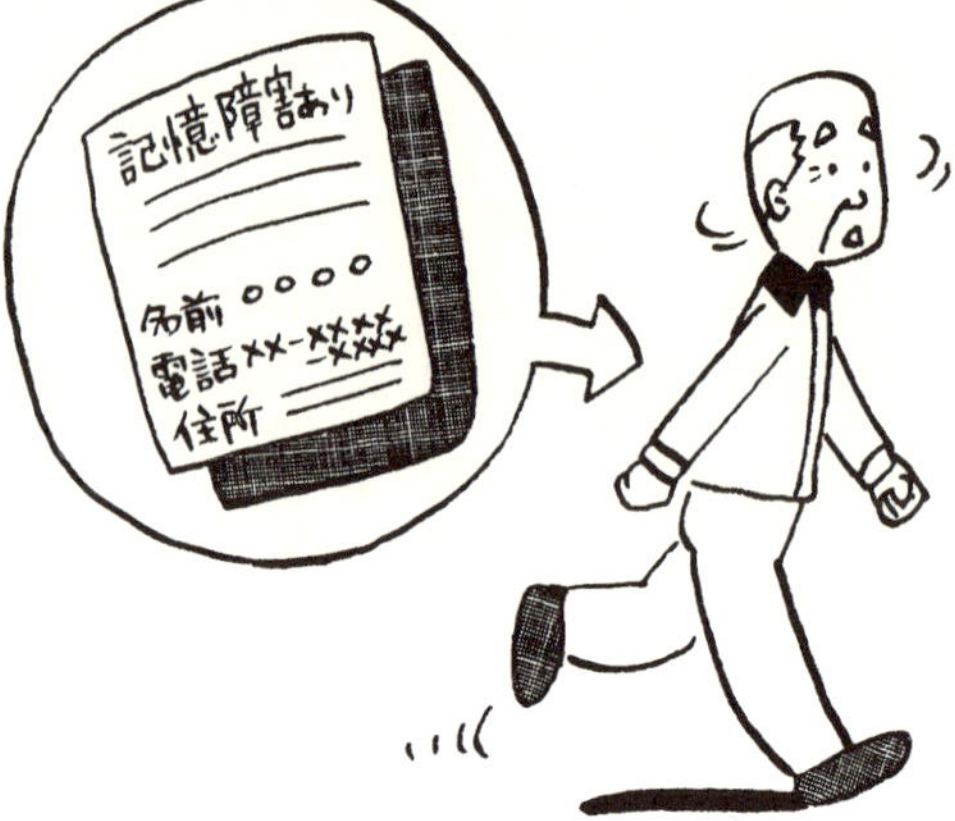

連絡先のメモは、上着のポケット、ズボンのポケット、財布の中にも入れておく。

んであるのです。このようなチップを衣服に埋め込んでおけば、それを着た人が行方不明になったとき、人工衛星などを使って所在を明らかにすることができます。

もっと簡便な方法は、第1章でもふれましたが、迷子になりそうな人に、もし自分が迷子になったと思ったらポケットに入れてあるこの紙を読むようにと、メモを渡しておくことです。もちろんその場合、その人が自分は迷子になったらしいという判断ができることと、書かれた文章を理解できることが条件になりますが。

メモには、次のように書いておくとよいでしょう。

「落ち着いて。近くの店の人にこの紙を見せなさい。『道が分からなくなりました。まことにすみませんが、次のところに電話をしていただけませんか。０７５‐１１１‐１×３０（自宅）、０６‐１１１１‐５０７×（長男の勤務先）』」

同じメモは、上着だけでなくズボンにも、財布の中にも入れておきます。上着の内ポケットの上には、次のように書いた布を縫いつけておきます。

「記憶障害あり。名前△◇○×、住所……………、電話………」

睡眠障害と夜間徘徊

不眠が引き起こすいろいろな症状

年をとるといろいろな障害が現れますが、その一つに「不眠」があります。

寝つきが悪くなったり、眠りが浅くなったり、朝早く目が覚めたりします。年をとった人は、若い人ほど昼間に活動をすることはありません。仕事が終わって、夜に疲れきって熟睡するということがないのです。さらに、年をとった人は昼間うたた寝をすることが多く、これも夜に寝つきが悪い原因になります。

ところで、私たちの身体の中には、体内時計と呼ばれる時計があります。二十五時間のサイクルで回る時計で、この時計が毎日リセットされて二十四時間に合わせ正常に働くので、午前六時頃に目が覚め、午後十時過ぎには眠くなるというリズムが保てるのです。

この体内時計は脳内にあるのですが、認知症になると、この時計にも狂いが生じるので、介護する者は大変です。

部屋や廊下を歩き回り、トイレはどこだと叫び、寝巻を服に着替えて外に出て行こうとします。それを無理に止めようとすると、暴力を振るうこともあります。

浅野ゆりさん（八十二歳　アルツハイマー病）は六十歳まで、小学校の教師をしていました。最後は校長で退職しました。退職したあとも、公民館などでボランティアとして書道を教え、地域の人たちから慕われていました。

三年前から物忘れが出始めました。年齢を考えても、この物忘れは異常だなと家族は思いましたが、それで直接みんなが困ることはありませんでした。

娘さんが私の外来に連れて来た理由は、「行動がおかしい。精神に異常が生じたのではないか」というものでした。夜、寝つきが悪くなったのか、布団の中でごそごそしています。

一昨日は、廊下を歩いている音がするので、トイレに行くのだろうと思っていたところ、話し声がします。高校三年生の息子が受験勉強中で遅くまで起きているので、その子と話をしているのかと思いました。しかし、話はいつまでも続きます。

廊下に出てみると、暗い電灯の下で、母がごみ箱に向かって、

するのも、本人にとっては当たり前のことなのです。

もちろん、性欲が亢進している場合があります。積極的な性行動に出る出ないは別にして、まだ現役なのです。高齢者は性を卒業していると考えるのは、間違っているのです。

施設内での性行動異常には、ケースに応じた対応を

施設の職員は、患者が公衆の面前で性的異常行動をとれば、過剰に反応します。一方では、無関心を装うこともあります。

それは私の守備範囲ではない、私が対処すべき問題ではない、第一、私はセックスカウンセラーではないし、精神科医ではない、などとかわすのです。確かにそれは、一理あるでしょう。しかしカウンセラーでもなく、精神科医でもなくても、対処しなければならないときはあるのです。

認知症の人が、異性の人と手をつないでロビーを歩いていても、この人は私の愛人だと宣言しても、相手が不快に思わないのであれば、放置してもいいでしょう。

しかし、ロビーで裸になるとか、自慰を行うなど、公衆の面前での不適切な行為に対しては、毅然とした態度で接するべきです。たとえば、急に皆の前で裸になった場合には、シーツなどで身体を覆ったままナースステーションに連れて行くなどです。異性の寝ているベッドに潜り

込んだ場合も、たとえそれが妄想に基づいた行為であっても、強制的にそこから引き出さなければなりません。

同じ質問や同じ行動を繰り返す

認知症の人は、同じ質問や同じ行動を繰り返します。このことで、家族は対応に疲れ果ててしまいます。それでも、その都度、誠実に対応すべきなのでしょうか。

山田春子さん（二二一ページ）を思い出してください。

山田さんは、二十年も前に亡くなった母親がまだ生きていると思い、母は元気か、母を訪ねなければと母のことを何度も言いました。あのときの家族の対応でいいのです。すでに死んでいることをあからさまに告げるのではなく、オブラートに包むような表現でかわすのがいいのです。

五十嵐さん（七四ページ）は、一日三回決まったように散歩をしました。雨が降っても、強い日照りでも欠かさず出かけました。家族が注意しても、聞き入れませんでした。

山田さんにしても、五十嵐さんにしても、脳内のネットワークが故障しました。一つの考えにとりつかれたら、他への切り替えができないのです。判断力の低下といえます。

東京から大阪に行くのに、飛行機を使うつもりが台風の影響で欠航になったとします。どうしても行かなければならないときは、ふつうは、新幹線に切り替えるなり、それがだめなら在来線を乗り継ぐなり、高速バスを利用するなりと、脳内のネットワークを働かせて、次々と切り替えていきます。

認知症の人は、それができません。羽田空港内を行ったり来たりして、じっと運航が再開されるのを待っているのです。

そのような、同じ行動を繰り返す人に対して、どのような対応ができるのでしょうか。正直なところ、むずかしい問題です。これがこの人の行動様式なのだ、と受け入れるしかありません。

次のような対応のしかたも、一つの例として参考にしてみてください。

介護施設に入所中の認知症患者木村冨美子さん（九十一歳　アルツハイマー病）の毎日は、こんなふうです。

朝起きるとすぐに、ナースステーションにやってきて「お薬ください」で一日が始まります。頭が痛いので薬が欲しいと言うのですが、腹痛のことも、胸痛のこともあります。神経内科的な診察の結果、頭痛の原因は見つかりませんでした。それなのに、木村さんの要求に応じて鎮痛薬を与え続ければ、胃潰瘍などの副作用が心配です。一錠も鎮痛薬を渡したくない、というのが介護スタッフの一致した考えでした。

そこでまず、乳糖を一グラム飲んでもらうことにしました。数日経った頃「もっときついのください」と言ってきました。何十年間も精神安定剤を飲んでいた人ですから、それとの違いが分かるのかもしれません。

そこで、粉末ミルクに替えました。やはり一週間しかもちませんでした。整腸剤であるビフィズス菌にしました、次は、甘みのあるスポーツ飲料に替えました。

それと「説得薬」を使いました。つまり、薬の要求が強いときが食事前であれば、「胃が空っぽのときに薬は飲めません。胃に穴が開きます」。食事直後であれば、「あんなにご飯を食べたから、薬の効き目がなくなります」、「もうすこし時間を空けましょう」などと話すことを組み合わせて対処したのです。

山田さんの場合、すでに亡くなっている母親のことを否定も肯定もせず、母親の写真の前にお供えものをしたり、思い出話をすることによって落ち着いてきました。主題をゆっくりと切り替えることによって、紛らわせたのです。

五十嵐さんの場合、熱中症にならないようにと、夫は縁の大きな麦藁帽子を被せ、脱水を予防するため水筒を首から下げさせました。小学校の遠足のいでたちです。

出歩くことが特に危険な状況でなければ、黙って見ているしか方法がありません。

物を盗る（万引き）

「こちら、花園橋角のショッピングセンターです。申し上げにくいことなのですが、実は……」

このような電話がかかると、いつも、身の縮む思いをする女性がいます。

「お宅のご主人が、私どもの店に来られて……」。要するに、「当店の品物を持って行かれたが、代金の支払いをお忘れになった」、と言うのです。

昨年夏くらいから、このようなことが始まりました。散歩から帰ってきたあと、持っていた紙袋をのぞくと、新品のノートやボールペンが入っていたり、毛虫退治用のスプレーがあったりしました。その頃から、時どき、あのような電話が入るようになったのです。

夫は長年町内会の役員をしていましたから、この地域では、顔と名前を知られています。女性には、それが大変つらいのです。

「すみません、ついうっかりして、お支払いするのを忘れてきたようで」と詫びを言いながら、支払いを済ませてくるのですが、「夫が認知症になっているとは、どうしても言えなかった」

とその女性は言いました。

　このような場合、どのように対処したらよいのでしょう。


【物を盗る行動への対応のヒント】

①診断書を作成しておく
　病院で医師の診断を求めましょう。そして「診断書…病名　アルツハイマー病。現在、記憶障害にもとづく種々の症状が認められる。目下通院、治療中である」といった内容の診断書を発行してもらい、それを店の人に見せて納得してもらうのも、一つの方法でしょう。

　しかし、これが最良の解決法とは思えません。もしこの診断書が一人歩きを始めれば、夫の人格が著しく損なわれる恐れがあるからです。診断書は病院から発行してもらい、それを持っていて、どうしても相手方に納得してもらえないときに見せるのは、仕方がないと思います。

　昔から盗癖があり、反社会的行為をなんとも思っていなかった人は別にして、認知症の人の「万引き」は意図的なものではありません。

　何かが必要で買いに行き、商品を見つけて手にしたあと、支払いそのものを忘れて帰ってくるのです。

あるいは、もう支払いを済ませたと勘違いしたのかもしれません。もし、家族が一緒であれば、自分は欲しい物を選んだだけで、家族が支払ったものと勘違いした可能性があります。小さい子供が母親と一緒にマーケットに来て、チューインガムやポテトチップスを母親の押すショッピングカートに放り込んでいるようなものです。

ピック病の患者も、同じような行動をとります。

②一緒に買い物に行く

本人と家族の名誉を保つ方法は、ないものでしょうか。

一つは、本人と一緒に買い物に行くことです。本人にショッピングカートを押してもらいながら、欲しい物を言ってもらい、それを家族が棚から取り出す、という方法があります。あるいは、本人に品物のいくつかを両手で持ってもらい、それ以上持てないようにするという方法もあります。

いずれにしても、レジで支払いをするときには、必ず本人に支払いをしてもらうようにします。

「お金のやりとりは重要なので、あなたが責任を持ってしてください」と言うのです。計算ができなくても構いません。

とにかく、「レジを済ませてからでなければ、この関門は通れない」ことを知ってもらうことです。

家族が一緒に買い物に行けない場合や、独りで出かけてトラブルが頻発する場合は、仕方がないので、店の人にあらかじめ状況を説明し、料金はあとで支払うからと了解を求めてはどうでしょうか。

3　認知症の診断と治療はどう行われているか

この本は、症例の紹介から始まりました。いままでとは違うスタイルです。いったいどうやって診断をくだしたのか？　その治療法は？　薬はあるのか？　などを知りたいと思われるでしょう。症例でふれたことと重複することもありますが、以下にまとめます。

認知症には、アルツハイマー病、血管性認知症、ピック病などいくつかの種類がありますから、診断方法に微妙な違いはありますが、大枠は一緒です。

ここではアルツハイマー病を中心に、診断の手順を説明します。それは、次の五つに大きく分かれます。

問診

診察

画像検査

メンタルテスト

問診による診断

この人は認知症の始まりかな？　と思うのは、次のようなことからです。

①物忘れに気づく

ほとんどの場合、まず、この症状で始まると考えてよいでしょう。本人自身が、物忘れに気づくこともあります。

ただ、物忘れは誰にでもあります。ある年齢になると、ほとんどの人は物忘れに襲われますが、その多くはいわゆる「ど忘れ」で、あとで思い出すのです。よくある物忘れは、物をしまって、それをどこにしまったか思い出せないことです。

②時間と場所の間違いが見られる

今日が何月何日かは、日にちや時間で生活をしている人、たとえばジャーナリストや交通機関に勤務している人、学校の先生、公務員などにとっては極めて大切なことですが、引退して家に居る人や、子供を育てあげた家庭の主婦などには、それほど重要ではありません。

長年農業に携わっている人などは、太陽の傾き、陽射しの強さ、雨量のほうが、今日は何月何日かより大切で、彼らは自然の暦に従って農作業を行っているのです。

しかし、メンタルテストでは、その人の職業、生い立ちを考慮せずに、日にちや季節を問い、正答に対して得点を与えるようにしています。

③日常生活で行っていた行為ができなくなる

たとえば、トイレに行って水を流すのを忘れたり、洋服の着方が分からなくなるなどです。

何年も使っていた電気掃除機の操作が分からなくなったのが、病気の始まりであった人もいます。

④判断力の低下

ちょっと考えれば分かるのに、と思われることでも、判断力が低下していて、思わぬ損害を受けることがあります。最近、わが国で大きな社会的事件になっている、オレオレ詐欺（振り込め詐欺）の被害者の多くはお年寄りであることも、そうした例の一つです。

⑤気分や行動の変化

多くはうつ状態で、沈み込んだ様子が見られます。言葉も少なくなり、反応も鈍くなります。一方では、イライラ感や興奮状態を呈することもあります。

以上のような症状です。これらは、すべて出現するわけではありませんし、ここに示した順で出るわけではありません。しかし、物忘れは必ず見られる症状です。

診察

いくらMRI、CT、SPECTといった近代的な検査機械が発達しても、患者を直接診察することは、極めて重要です。

認知症ではないかと心配して、家族を病院に連れて行った人は、医師が患者にどのような検査をするのかを、よく見ておいてください。

専門の医師は、患者の意識状態、話の仕方、その内容などを調べたあと、神経学的診察をします。これは視覚、聴力など感覚の異常の有無、手足の運動や感覚、筋肉の硬さ、平衡感覚、心臓、肺、腹部の聴診や打診などを手早く行うことで、認知症があるかないか、あるとしたらどのタイプか、などの推定をするのです。

本来、検査料金の高いMRIやSPECTなどの検査は、きっとこの病気に違いないと推定をし、それを確かめるために行うべきものなのです。これを怠って、とりあえず検査をしてきてくださいとMRI室へ患者を誘導するのは論外として、患者さんやあなたの話を聞いただけで「はい認知症です」と診断をくだす医師も、信頼してはいけません。

認知症というのは〝症状名〟であって、痴呆症状を呈していればすべて認知症です。極端なことをいえば、肝硬変（肝臓病）や腎炎（腎臓病）があり、そのためにアンモニアや尿素が脳神経を障害すれば、患者は意識障害を起こし、痴呆症状を示します。

頭部外傷や頭部打撲のあと、一～二カ月して脳と脳硬膜の間にゆっくりと血液が貯留すれば脳を圧迫し、これも痴呆症状を示します。また、脳内の脳室《のうしつ》という部位に水が貯《た》まる病気（正《せい》常《じょう》圧水頭症《あつすいとうしょう》）も痴呆症状を示します。

このほか、脳炎でも栄養障害でも甲状腺の病気でも、痴呆症状が見られますから、先に述べたように目を調べ、首を調べ、手足を調べ、腱反射を調べ、胸部や腹部を聴診・触診するなど全身の検査が必要なのです。

経験を積んだ医師であれば、省いたり加えたりしながら、二十分ほどで済ますでしょうが、この診察は極めて大切なのです。

脳の画像検査

●ＣＴ（シーティー）

いまでは、一般の人でもＣＴ（シーティー）とか、ＭＲＩ（エムアールアイ）という言葉をそのまま使います。

「病院に行って、内科の先生にお腹のＣＴを撮ってもらったら、肝臓に脂肪が貯まっているのであまりお酒を飲まないように注意された」とか「職場の同僚が脳卒中で倒れたので、心配になって自分もＭＲＩで調べてもらった」などの会話が、当たり前のように交わされています。

ＣＴはコンピューテッド・トモグラフィーの略で、身体にレントゲン線をあてて断層写真を何枚も撮り、その画像をコンピューターで処理して、必要な臓器を精密に示すものです。

一九七六年にわが国に導入されて以来、この機械の普及率はめざましく、いまや世界一の保有台数を誇っています。レントゲン線を浴びせながら検査をしますから、副作用などの安全性を考える必要があります。

一カ所だけではなく、他の病院を受診する場合には、どこでどのような検査を受けたかを手帳などに記録しておき、それを主治医に示すほうが安全です。あるいは、前の病院の医師に頼んで、検査内容も含めた紹介状を書いてもらうといいでしょう。

●ＭＲＩ（エムアールアイ）

ＣＴより十年ほど遅れて世に出た検査機械です。

ＭＲＩとは、マグネチック・リーゾナンス・イメージングの略です。

ＣＴのようなレントゲン線は使わず、大きな磁石の中に身体を入れて調べます。

出来上がった写真そのものは、ＣＴ写真と似ています。

磁石の強さをいろいろ組み合わせるなど改良を重ねたので、各臓器の形やその内部の濃淡まで詳しく表現できるようになりました。

ＣＴもＭＲＩも、脳の形を精密に映し出してくれますから、認知症の診断にも役立ちます。脳全体が痩せているのか、それとも脳の前の部分（前頭葉）、横の部分（側頭葉）、てっぺんの部分（頭頂葉）、後ろの部分（後頭葉）などある特定の場所が痩せたり、ほとんど消えてしまっているか、などがＣＴやＭＲＩで手にとるように分かるのです。

特にＭＲＩでは、側頭葉の内側にある親指ほどの大きさの海馬《かいば》（ここは記憶を司る大切な場所）の形が鮮明に分かりますので、ＭＲＩ写真を脳の生きた解剖図という人がいるほどです。

●ＳＰＥＣＴ（スペクト）

英語のシングル・フォトン・エミッション・コンピューテッド・トモグラフィーの略です。脳ＳＰＥＣＴは、脳の血管内にどれくらいの血液が流れているかを調べるものです。

脳内に血管がなければ血液は流れませんし、細くなっていれば血流は少ないでしょう。しかし、血管があっても脳が血液を必要としなければ、血の流れは少なくなります。

具体的には、放射性同位元素が含まれている薬品を注射します。その薬が脳内を巡っているときに、特殊なカメラを頭部にあてて、写真を撮ります。血液がたくさん流れている場合に赤、まったく流れていない場合に青、その間を黄色、緑の色で表現するようにしておけば、出来上がったカラー写真を見て、脳のどこに、どれだけの血液が流れているかが、一目瞭然に分かります。

脳の表面（皮質といいます）は、たくさんの血液を必要とします。皮質が、運動や精神活動などに重要な役割を果たしているからです。ＣＴやＭＲＩを、脳の形を見る装置というのに対し、ＳＰＥＣＴは、脳の機能を調べる装置というのは、そのためです。

●ＰＥＴ（ペット）

ＳＰＥＣＴとならんで、最近、認知症の診断において注目されている検査に、ＰＥＴがあります。ポジトロン・エミッション・トモグラフィーの略ですが、そのままペット検査と呼んでいます。

ＳＰＥＣＴと同様に、脳の機能を見ることができますが、大きな違いは、ＳＰＥＣＴが本来生体にはない物質に放射性薬剤を付加し、それを体内に送り込んで検査するのに対し、ＰＥＴは生体内に本来存在している物質に放射性薬剤を付加して検査することです。それだけに生理的な検査といえます。

たとえば、ブドウ糖に放射性薬剤を付加することにより、脳内でのブドウ糖の使われ方が分かります。

脳神経細胞は、酸素とブドウ糖の供給を受けて機能を発揮します。脳のどの部分でブドウ糖が使われ、また使われていないのかは、病気の診断に役立ちます。たとえばアルツハイマー病では、頭頂葉から側頭葉にかけてのブドウ糖の利用が少ない人が多いのですが、それと反対にピック病では、前頭葉や側頭葉にかけてのブドウ糖の利用が少ないのです。

メンタルテスト

知能検査や心理検査は、その値が数字やグラフで示されますので、客観性があります。「どうも認知症のような感じがする」、というより、メンタルテストの結果は何点だから、認知症は確実であるとか、その疑いは少ないと言ったほうが、説得力があります。

点数が高ければ認知症の疑いは晴れますが、しかし、低いからというだけで、認知症と決めてしまうのは間違いです。なぜならば、このテストの点数はあくまでも検査を受ける人の反応を点数化したものだからです。

たとえば、「みんなで力を合わせて綱を引きます」ということを言い聞かせ、直ぐに同じ文章を言ってもらおうと思っても、うつ的な状態にある人が、いまはそんな気分ではないからという理由で答えなくても零点ですし、答えようにも忘れてしまって答えられなくても零点です。

ですから、客観性のある数値を示すためには、診察をした結果とあわせて判定をする必要があります。

また、視力が低下している人に図形や文字を見せてもよく分からないこともありますし、耳が遠くなっている人に小声で質問しても正しい答えは得られないでしょう。よく見え、聞こえる状況のもとで検査することが必要ですし、その工夫をしなければなりません。

簡便な認知症のメンタルテストとしては、国際的なＭＭＳＥ（ミニ・メンタル・ステート検査の略）と、国内的には長谷川式簡易認知症検査があります。いずれも三〇点満点ですが、患者が真面目な態度で検査を受けたにもかかわらず、二三点以下であれば一応認知症を疑って、脳の画像検査なども行い、総合的に診断をくだします。

血液や脳脊髄液の検査

血液の検査は、病気の診断やその治療経過を見ていくのには、極めて大切な方法です。

皆さんの中には、高脂血症や糖尿病の方もおられるでしょう。血液中のコレステロールや血糖の値で病名が決まってしまいますし、治療がどの程度うまくいっているのか、あるいは治療内容を変更したほうがいいのかなどの判断を主治医が決定する材料になるのも、血液検査の結果によるのです。

血液は正直ですから、患者がごまかそうとしてもだめです。たとえば、糖尿病の患者が、医師や栄養士の食事指導に従わないで、好きなものを腹いっぱいに食べていたとします。その人が来週の火曜日に一カ月ぶりの診察があるからと三日前から食事を制限し、受診日の朝は絶食にして外来を受診したとします。そのときに採血した血液一〇〇ミリリットル中の血糖値は一〇二ミリグラムで、基準値の範囲内、つまり正常でした。

しかし、同時に採取した血液中のHbA1C（ヘモグロビン・エイ・ワン・シー）の値は八・八パーセントでした。これは極めて高い値で、明らかに異常です。このHbA1Cは、過去一カ月間の血糖値の平均を示すとされています。ですから、病院に行く二、三日前から食事を制限して血糖値をむりやり正常にしても、HbA1Cを調べることで、それより前の食生活がどうであったかが明らかになってしまうのです。

それでは、認知症患者の診断に、血液検査はどのくらい役に立つでしょうか。

残念ながら、現在のところ糖尿病や肝臓病の診断をくだすようには血液検査は有用ではありません。つまり血糖値が一六〇ミリグラムですからあなたは糖尿病ですとか、ＧＯＴ（ＡＳＴともいいます）、ＧＰＴ（ＡＬＴともいいます）が二〇〇ＩＵ（国際単位）を超えていますから肝臓に障害があります、のように、血液中の△△が三〇〇ミリグラムを超えていますからあなたはアルツハイマー病です、〇〇が二五〇ＩＵを超えていますからあなたは血管性認知症です、とはならないのです。

しかし、現在、血液や脳脊髄液（背中の中央でお尻に近い部位に針を刺して採取する）を検査して認知症の診断がくだせないか、の研究が進んでいます。

血液検査のほうは、認知症を分類するのに役立っています。認知症といってもアルツハイマー病や血管性認知症ばかりではなく、肝臓機能が悪化したり、腎臓機能が悪化することで生じるものもあります。甲状腺機能異常が、一時的な痴呆症状を呈することがあります。またエイズ脳症による認知症もあります。これらは、その病気に特有な異常な値や物質を血液中に示します。血液検査は、認知症の疑いのある人には必要なことがお分かりいただけるでしょう。

脳脊髄液検査は、もうすこし、アルツハイマー病の診断に役に立ちそうです。それは脳から脱落した物質が脳脊髄液に混入することからも、理解することができます。

たとえば、アルツハイマー病では、脳脊髄液中のAβ42（エーベータ42）が減少し、タウ・タンパクが増えることが明らかになっています。

ですから脳脊髄液を調べることはアルツハイマー病診断に役立ちますが、一〇〇パーセントそれで診断がつくのかと問われれば、躊躇せざるをえません。あくまでも、その可能性が高いというところです。

認知症の治療

診断がつけば、次は治療です。本書は認知症の専門書ではありませんので、治療に関しては、簡単にふれることにします。

認知症は、その種類によって治療法が異なることは、最初に示したいくつかの症例でも、お分かりでしょう。

ウエルニッケ症候群やエイズなどによる痴呆症状の治療と、アルツハイマー病やレビー小体型認知症では、治療法はまったく異なります。ウエルニッケ症候群やエイズは予防が第一なのですが、ウエルニッケ症候群では、早く手を打てばまったく元どおりに回復できることもあるので、早期診断と治療の連携が大切です。

エイズは、行政も含めて病気に対する正しい知識を持つことと予防で避けられる病気です。不幸にして感染した場合でも、最近は有効な治療薬が次々にできていますので、これも早い診断が大切です。

薬物治療

いま、世界中の製薬会社が必死になって開発しているのは、認知症の薬（抗認知症薬）です。これがうまくいけば、莫大な収益があがることは間違いないからです。裏を返せば、それほどこの種の薬の開発はむずかしいし、それにひきかえ、患者が多いということになります。

アルツハイマー病に関しては、現在、一種類のみが発売されています。専門的なことは省きますが、アルツハイマー病では脳内にアセチルコリンという物質が減少することが分かっているので、それが減少しないようにするための薬です。

この薬を、アセチルコリンエステラーゼ阻害薬といいます。アセチルコリンを減少させない作用の薬ですから、薬を飲んでも、アセチルコリンが増えるという期待は持てません。しかしアルツハイマー病患者を持つ家庭では、患者の症状、つまり物忘れや判断力の低下が、月を追うごとに悪化していくことで悩んでいたのですから、症状の進行がストップするだけでも大助かりです。そのこともあって、アセチルコリンエステラーゼ阻害薬は爆発的に売れました。しかし、症状の進行は止まったといっても、限度があります。一年、二年経つうちに再び悪化する人が多いからです。

この薬には副作用があります。そんなに強いものではありませんが、吐き気や腹痛、下痢症状などです。数人に一人くらいの割に出現しますが、胃腸薬を飲んでもらいながら数日間観察していると、副作用は消えてしまいます。

もう一つの副作用としては、異常興奮があります。元気になりすぎて、大声で騒ぐなどです。薬が効きすぎたといえなくもありませんが、消化器症状や興奮が続く場合は、アセチルコリンエステラーゼ阻害薬を中止するしかありません。私の経験では、百数十人のアルツハイマー病患者で、薬を中止した人は二人でした。

このほか、ごく稀な副作用として、肝臓機能の障害や腎臓機能の障害を示す検査値の上昇が見られますので、定期的に主治医に血液検査をしてもらうといいでしょう。

そのほか、現在開発中のアルツハイマー病薬にワクチンがあります。特に脳内に蓄積したベータ・アミロイドを除去するワクチンが有望視されているのですが、脳炎などの強い副作用が出たため、製品の改良が図られているようです。

もう一つ、薬物治療として説明する必要があるのは、認知症の周辺症状に対するものです。「物忘れ――記憶障害」を中核症状といいます。この中核症状に振り回されて、次つぎといろいろな症状が出たり消えたりします。妄想、幻覚、抑うつ、不安・あせり、興奮、暴力行為、徘徊、不眠、拒食などです。中核症状に対し、これらの症状を周辺症状といいます。

これらの症状には、的確に対応する必要があります。この処置を誤ると、患者本人のみならず、介護者、家族が疲れ果ててしまい、家庭内でのいざこざの原因になり、果ては家庭崩壊に至ることがあるからです。

周辺症状に対する薬物療法

妄想、幻覚、興奮などに対しては、抗精神薬《こうせいしんやく》が用いられることがあります。すなわち統合失調症や躁病などに用いる薬物です。これらはよく効く反面、副作用も強いので、主治医からよく説明をしてもらう必要があります。

副作用の主なものは、力が抜けて歩けなくなる（脱力）、手足が震えたり筋肉がこわばる（錐《すい》体外路症状《たいがいろしょうじょう》）、ウサギのように口のまわりが細かく動く（ラビット症候群）、尿が出にくくなる（尿閉）などです。

不安・あせりには、うつ病の薬や精神安定剤が、不眠には睡眠薬が処方されますが、いずれも右に述べたのと同じような副作用が出ることがあります。

いずれにしても、薬物は効果のある反面、その反作用ともいえる副作用があるのだということを、家族は承知しておかなければなりません。

第3章

介護の現場から

その実態と問題点

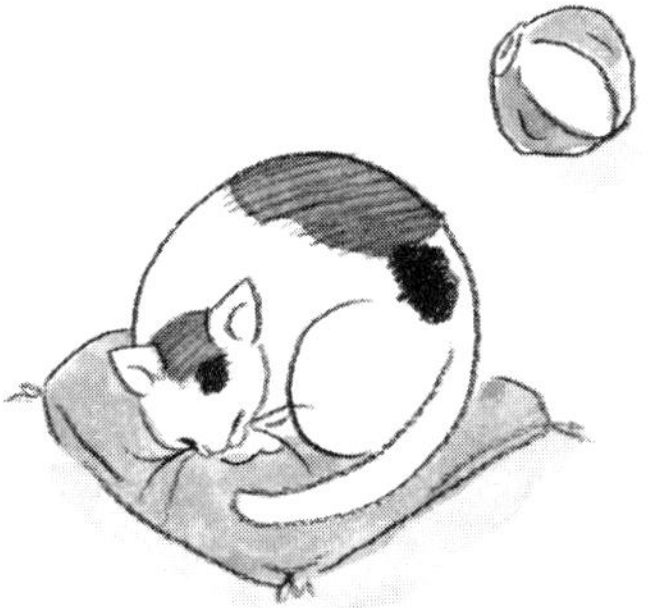

1　介護のための具体的実践法

認知症の患者さんに関わるのは、誰でしょうか。

まず家族です。親戚の人、次にヘルパーさん、病院であれば医師、看護師、介護士、理学療法士、作業療法士、言語聴覚士などがいます。薬剤師、栄養士も陰で支えてくれています。

また、家庭と施設の間に立って連絡・調整役をしているのが介護支援専門員（ケアマネージャー）と支援相談員、ソーシャルワーカーです。ボランティアも増えてきました。

ここでは、毎日患者さんをお世話する人たちの仕事と、彼らが気をつけなければならないことを説明しましょう。

家庭か、施設か

家庭は安らぎの場所

家庭は、誰にとってもほっとできる憩いの場所です。喜びを分かち合う場所、悲しみを慰めあう場所、時には隠れ家、時にはパラダイスです。急性期の病気、たとえば肺炎や交通事故による怪我などで病院に入院した経験のある人は、いっときの苦しみが収まれば、早く帰りたいと願う先はわが家であったと思いだすでしょう。

病院はあくまでも苦しいときの仮の宿であり、家庭で味わう安らぎは得られません。それほど家庭は大切な場所です。

認知症の患者にとって、家庭とはどのようなところでしょう。認知症ではない人が考えている家庭とは、違うのでしょうか。

そんなことはありません。やはり、安らぎの場所であるはずです。玄関を入って右に六畳の和室、廊下をまっすぐ行って左に居間と食堂といった間取り、居間の箪笥の位置、箪笥の中に入っている品々、テレビや電話の音すべてに、これまでの生活の匂いや思い出が詰まっています。入院とは、それらをすべて切り離してなされる生活なのです。

吉本保子さんの例（三一ページ）を思い出してください。本人は家で暮らしたい、と熱望しています。しかし、どう考えても、それは無理なようです。一時的にでも病院に入院してもらい、薬物治療を中心にして本人の精神状態を調整し、その間、夫も体力の回復を図ってもらうことになります。

病院は治療が主体

施設で認知症の患者さんをお世話する場合を考えてみましょう。まず、病院があげられます。病気になったばかりの人や、重症に陥った人が入院し、検査を受ける病院がその一つで、大学附属病院や公立病院、民間総合病院などがそれに入ります。

認知症患者であれば、診断を確定するための検査入院や、治療方針を決めるための入院といった、ごく短期間の入院しかできません。

地方都市にある病院でも認知症患者さんを受け入れますが、ここも、あくまでも治療を主体とする施設ですから、認知症のような、これから長期間世話を受ける必要がある人には、向いていないことになります。

介護老人保健施設（通称・老健施設）はお世話が主体

わが国では、この十年間に認知症が増えたこともあり、各地で認知症専門の病院ができました。また介護老人保健施設（老健施設）も、全国に展開されるようになりました。

二〇〇五年の時点では、全国で約三〇〇〇の老健施設があり、一一八万人の高齢者が入所しています。それらの入所者の半数は、認知症です。

それらの施設は、患者さんを長期間（通常は三カ月間）預かってお世話をするほか、デイケアやショートステイなどのサービスを患者さんに提供しています。

この施設に入所できるのは、身体の障害（大腿骨骨折や脳卒中後の麻痺など）や精神の障害（認知症など）があり、家庭での生活を送ることが本人にも家族にも困難である人です。「家庭での生活を送ることが困難」の基準は、介護をどれほど必要とするかの度合いによります。これを要介護度といいますが、要介護1は軽症で、要介護5は最重症です。

このほか、二〇〇六年四月から要支援1と2が新たに加わりました。要支援の認定を受けた方は、リハビリテーションなどのサービスを受けることができます。これによって、症状が悪化するのを防ごうというわけです。

食事と栄養の問題

認知症患者は、消化器病の患者ではありません。ですから何を食べてもいいのです。問題は食べ物の中味ではなく、食べ方です。

「うちの嫁はひどい人だ。私に食事も与えない」と近所に言いふらす患者がいます。そのような場合、多くは食べさせてもらわなかったのではなく、食べたことを忘れていて、すぐに食事を要求することから生じているのです。

自分でお菓子などを買いこんで食べることもあります。

このように、何回も食事をしているうちに、肥満や糖尿病の悪化などの副作用が生じることがあります。どう対処したらいいのでしょうか。

まず、規則正しい食事時間の励行があります。朝七時、正午、午後七時に食事と決めたら、できるだけその時刻を守るようにします。食事もこちらが作って食べてもらうのではなく、患者さんにも調理に参加してもらうこともいいでしょう。

大きな食事カレンダーを作り、朝ごはんを食べたあとは、朝食の欄に大きな赤丸を入れ、それを食堂に貼りだしておくのもいいと思います。

一日に三〇種類の食材で調理を

認知症が進むと、自分でバランスのとれた食事を工夫することができなくなります。栄養バランスのとれた調理を考えてあげる必要があります。厚生労働省は、一日に三〇種類以上の食品を摂ることを勧めています。

給食の宅配サービスも普及し始めました。これらの業者は栄養士を置いて、カロリー計算のほか、バランスのとれた食事にするように工夫をしているところもあります。これを利用してもよいでしょう。

食べられるように食事を用意しても、その食べ方が問題になります。

認知症患者は、ここに問題があるのです。食べたり食べなかったり、食べたのに食べていないと言ったり、食べていないのに食べたと言ったり、実にややこしいのです。おまけに食べた振りをして捨てたり、食べ物を隠すこともあります。

記憶障害があれば、食べたことも忘れていますから、食事を何回も要求しますし、逆に何か毒でも入っているのではないかとの妄想にとりつかれていれば、食べることを拒否するでしょう。

判断力が低下していれば、栄養のバランスを考えて食べることはしないでしょう。

そうなると独り暮らしの認知症の人が、自分の食事の管理をすることは不可能と思われます。家族やヘルパーによって家庭で面倒を見てもらうか、しかるべき施設の世話になる必要があります。

最近、テレビや新聞などで、ビタミン剤をはじめとする各種の食品補助剤が宣伝されています。しかし、基本的には、自分の口で食べられるのであれば、先に述べたように一日三〇種類の食材を心がけて食べれば十分です。

口から食べられなくなったらミキサー食

認知症がさらに進めば、口からの食事がむずかしくなります。

そのような患者には、栄養剤を点滴注射する方法と、食事と同じ内容物をミキサーで液状にして胃の中に送り込む方法があります。点滴注射は栄養を確実に体内に送るといった点では優れていますが、長期間これを行っていると、注射針やチューブにばい菌が増殖して、感染症を引き起こす危険性があります。

前にも述べましたが、ミキサー食を胃に入れる方法には、二通りあります。

一つは細いチューブを鼻または口を介して胃まで挿入しておき、そのチューブを介してミキサー食を注入する方法。もう一つはお腹の皮に小さな穴を開け、そこから胃へチューブを差し込み、胃と腹壁の間にトンネル（胃瘻《いろう》といいます）を設置するものです。

最近は消化器内科や消化器外科の医師が、内視鏡を使って安全に短時間でこのトンネルを作ってくれます。口から食べることができなくなった場合、医師に相談するといいでしょう。

ミキサー食は自宅でも作ることができますが、液状の栄養食として薬局で市販されています。

これは炭水化物、タンパク質、脂肪、ビタミン、各種ミネラルなどが適正に配合されていて、カロリーも一定です。たとえば、ある会社の製品は一缶二五〇ミリリットル入りで二五〇キロカロリーです。バニラ、苺、コーヒー味などの種類があり、好みに合わせて選ぶことができます。足りないカロリーやミネラルの補給に、一日に一缶だけ補給するのもいいでしょう。

私たちが生命を維持するのに必要なエネルギーを、基礎代謝量といいます。これは何もしないでただじっとしていても必要なカロリーです。何もしていなくても、呼吸をし、汗をかき、体温を一定に保ち、心臓を動かして血液を全身に送るなどの仕事をしています。それに必要なエネルギーつまり基礎代謝量は、一日一二〇〇キロカロリーです。

高齢者に必要な一日のエネルギーは、約一五〇〇キロカロリーですから、この液状栄養食を六缶、チューブを通して胃の中に入れればいいことになります。

しかしこれらには繊維分が少ないので、便秘になる恐れがあります。このことは、冷凍食品にもいえます。冷凍食品も調理しやすいように加工してありますが、繊維分が少ないのと、ビタミンが少なく塩分が多いという欠点があります。

液状栄養食（ミキサー食）にしても冷凍食品にしても、その利点と欠点をはっきり理解したうえで使用すれば、こんなに便利なものはありません。

食事を喉に詰まらせたときの応急処置

お正月前後の新聞を読んでいると、「お年寄りが餅を喉に詰まらせて死亡」という記事を見かけます。事故を起こした方は、ほとんどが八十歳を過ぎた高齢者です。年をとると反射が鈍くなり、間違って気管に入った食べ物を勢いよく吹き出す力が弱くなります。

高齢者で、しかも認知症の症状があれば、食べやすいような大きさにしてから口に入れるとか、小さく嚙み分けたり、十分に嚙んで柔らかくするなどの判断力が働きませんから、一層悲劇的です。

物を喉に詰まらせた人は、話すことも、呼吸をすることもできません。顔色は青くなっています。

そのことに気づいたら、まず口を開けさせて中を覗きこみます。口の中にまだ食べ物が残っているなら、人さし指を突っこんでそれを掻き出します。その際、指を嚙まれないように、畳んだハンカチなどを奥歯に嚙ませておきます。

指で掻き出せないのであれば、その人の身体を立てて、あなたは背後に回ります。あなたは両腕をその人のお腹（みぞおち）に回し、抱え込むようにして力いっぱいあなたのほうに向かって引き上げます。その人をあなたの胸に引きつけるようにするのです。

こうすることで、肺や気管に入っている空気を外に吹き出させることができ、結果として喉に詰まった物を口から放り出させることになります。

一回で成功しなければ二、三回試みますが、あくまでも救急処置であって、一刻も早く救急車を呼ばなければなりません。

暮らし方の工夫

生活環境を整える――部屋を明るく

部屋は、できるだけ明るくしましょう。

うつ病の治療法の一つに「光線療法」があります。うつ病の患者さんを、何本もの蛍光灯で明るくした部屋で治療すると、回復が早いといわれています。

アルツハイマー病は、そのはじまりの頃はしばしばうつ病と間違えられるほどですから、明るい部屋で過ごしてもらったほうがいいのです。

雲に覆われていた太陽が顔を出して急に周囲が明るくなったとき、私たちも気分が浮き立ってくるでしょう。そのような生体の変化は、認知症の患者にも生じるはずです。

明るくすることは見やすくすること、対象をはっきりさせることです。人も置物も、はっきり見えます。ごみ箱と犬の区別もつきます。

夜はどうしても家の中が暗くなりがちです。部屋の要所要所に灯りをつけましょう。特に階段には必要です。最近は、人を感知して数分間だけ灯りがつくセンサーがあります。このような装置があれば、廊下の隅に置いてあったごみ箱を孫だと思い、話しかけるといったことが避けられたのかもしれません。

社会性を保つ——お化粧療法やボランティアとの交流

私がまだ大学に勤務していた頃、同志社大学心理学科の大学院生の訪問を受けました。彼女たちはこう言いました。

「私たちは、高齢者の心理を研究しています。お年寄りの中には痴呆になりかけている人や、もう痴呆になっている人もいました。その方たちを対象に研究したいので、教えていただきたいのです」

彼女ら（すべて女性でした）は心理学科の学生ですから、メンタルテストはお手のものです。何人かの高齢者をテストしたら、点数が低いことが分かったのです。しかし、これがなんの病気かは判定できません。そこで、私に協力を求めてきたのです。私は承諾しました。女性のアルツハイマー病患者さんとその家族の了解を得て、同志社大学に行ってもらうことにしました。

患者さんは学生さんたちと会話を交わしたり、お茶を飲んだりしたあと、きれいにお化粧をしてもらうのです。学生さんたちは、自分をお化粧するのと同じくらい見事にお年寄りの顔をつくり変えました。そのあと私の外来に家族と一緒に来られた老婦人は照れくさそうな顔をしていましたが、満更でもなさそうでした。

学生たちは、お化粧の前後で痴呆の評価点（例えばＭＭＳＥテスト）に差が出るかとか、声の大きさやリズムに差が出るか（テープレコーダーに声を録音して解析するなど）を調べたのです。

結果は成績が上がった人、変化のなかった人などいろいろでした。少なくとも、悪くなった人は一年間という短い期間ではなかったように思います。

このお化粧療法は、患者に社会性をもう一度目覚めさせる点では、大きな意義があると考えられます。喜んだのは家族でした。ある家族（さきに紹介した浅野ゆりさんの娘）はこう言いました。

「電車に乗って帰る間、母は初めはなんとなく照れくさそうな顔をしていたのですが、しばらくして、誇らしげな顔に変わっていました。ああこの顔は昔の母の顔だったと思ったら、涙が出てきました。ここ何年かは、そんな顔を見なかったものですから」

学生さんは、卒業論文を作成するために、このような作業をしていたのですが、同時に立派なボランティアをしてくれたのです。

家庭や施設でも、誕生祝いなど行事を上手にとり入れて、社会的つながりのチャンスを作るといいでしょう。

医療施設でのボランティアには、いろいろな種類があります。

診察室や検査室へ案内する人、車椅子を押してあげる人、どの窓口に行ったらいいか分からない人に説明してあげる人、病室で新聞や小説を読んであげる人、伸びた爪を切って、さらにきれいにマニキュアをしてあげる人、何人かで組んで広間を使って音楽会を開いた人々などいろいろです。

ボランティアによって、患者は人と人の付き合いの機会が増えるようになります。このような接触は、患者には計りしれない喜びを与えます。

確かに、医師や看護師は日常的に患者に接触しています。特に看護師はそうです。しかし、医師や看護師の接触は、いくら彼らが親密に接触したにしても、職業としての接触であり、ボランティアのそれは無償の接触なのです。無償の愛という言葉があるように、無償の接触は大きな意味があります。いくら医師や看護師が意識して接触したにしても、患者はその違いに気づくのです。

ボランティアは、他人のために尽くしてはいますが、自分自身の満足感を充足させ、心の豊かな人になるというプラス面もあることを知っておくべきでしょう。

衛生状態をチェックする

入浴――清潔を保つことが合併症の予防に

認知症患者の、より個人的な介護について説明しましょう。

認知症の中心となる障害は、記憶障害や認知障害、妄想などですが、それらの悪化にともなって、身体的諸問題が生じます。身の回りのことができなくなるからです。ですから、介護者が認知症患者の清潔を保つように、配慮しなければなりません。これを「保清《ほせい》」といいますが、病気の悪化だけでなく、その予防にとっても大切なことです。

独り暮らしの高齢者で認知症になっている人を訪問した保健師やヘルパーが、真っ先に気づくのは、鼻につく異臭です。トイレの臭《にお》い、台所の臭い、押入れからの臭い、お年寄りその人の臭いなど、さまざまな臭いが幾重にも重なって、複雑な臭いを形成しています。

用便の後始末がうまくできないこと、台所の掃除や生ごみの処理ができていないこと、風呂に長く入っていないことなどが、原因としてあげられます。

この前はいつ風呂に入ったか覚えていないので、何日も身体を洗っていません。下着を着替えたあとの汚れた下着を、洗ったものと勘違いして押入れにしまったりするのも、異臭の原因になるのです。着替えたつもりが、そうではなかったということもあります。

さて、入浴は保清のうちでももっとも重要です。

しかし、裸になる行為は極めてプライベートなことなので、介護するに当たっては、配慮が必要です。相手が異性の場合、決して独りで介護に当たってはいけません。またできるだけ行動を単純化し、一定の流れの中で進めるようにしたほうがいいでしょう。入浴の時間帯、雰囲気なども毎回同じにしておけば、スムーズに導入することができます。

ある認知症の方は、最初のとき好きな音楽をバックグランドミュージックにしながら入浴をしましたが、そのあとは、その音楽を聴きながら入浴するのを楽しみにするようになりました。

風呂場は滑りやすいので、転倒に気をつけなければなりません。滑り止めのマットや手すりを設置することで、転倒を防止することができます（介護保険のサービスで入浴補助用具購入費支給や、手すり取り付けなどの住宅改修費支給があります。詳しくは市区町村役場の介護保険課へ問い合わせてください）。

介助の際、皮膚に異常がないかのチェックもします。発疹、腫れ、床ずれ、切り傷などの有無を調べます。

家庭での入浴が介助者の関係でむずかしいなら、介護サービスのうちの巡回入浴サービスを受けることになります。

口の中の清潔（マウスケア）

「口は災いの門」、ということわざがあります。自分の発言には気をつけよ、ということなのですが、口腔内を不潔にしておけば、いろいろな病気を引き起こします。これなどはまさに、もう一つの「口は災いの門」といえるでしょう。

年をとると歯茎が弱くなり、出血しやすくなったり、ばい菌が繁殖しやすくなります。そうなると歯がぐらついて抜けます。抜けたあとの穴にばい菌がつき、感染するなど、悪いほうへ悪いほうへと進んでいきます。

歯茎が腫れて痛いので、よく噛むことができず、食べ物を丸呑みにします。消化不良を起こし下痢をします。口から悪臭が出るので、人から疎まれるようになり、コミュニケーションが失われます。

ですから、歯を磨くことと口をすすぐことを、介護者は根気よくうながす必要があります。

入れ歯の衛生も、考えなければなりません。入れ歯をなくすからと、一年中装着することは、いけません。寝ている間に、誤って飲みこむ人もいます。毎日、就寝前にはずして、歯ブラシで義歯の間に挟まっている食べ物のかすなどを取り除き、水道水で洗います。

高齢者の肺炎予防

最近、高齢者の肺炎が多くなっていますが、東北大学老年科の研究により、口の中に繁殖しているばい菌が、夜間の睡眠時に唾液とともに肺に流れ込んでいることも、原因の一つであることが明らかになりました。

口腔内をいつも清潔にしておくこと、特に就寝前に歯磨きをして歯のまわりに付着した食べ物の残りかすを取り除くこと、うがいをすることで、高齢者の肺炎はかなり予防できるようになりました。

認知症の人の中には、歯を磨くことを忘れる（記憶障害）だけでなく、歯の磨き方を忘れる人がいます。

歯ブラシを取り出し、それにチューブから歯磨きを搾りだして塗る、ブラシを手に持つ、口を開ける、ブラシを歯に押しつけて磨く、という行為そのものができないのです。これを行為を失うという意味で「失行」といいます。

失行の患者には、介護者が面と向かって、歯を磨くしぐさをやって見せる必要があります。

うまくできない場合には、介護者が手を添えてあげるといいでしょう。

尿漏れと大便漏れ

これらを合わせて「失禁（尿失禁、大便失禁）」といいますが、もっとも厄介な問題です。不愉快な臭いで居住性を著しく損なうばかりでなく、本人の衛生上の問題や、行動上の制約が生じるからです。

尿失禁は医療の対象になりますから、泌尿器科医の診断と治療を受けなければなりません。その際、あらかじめいくつかのことを整理しておくと、病院での診断の助けになります。

咳をしたり、笑ったり、階段を飛び降りたときなどに尿が漏れるのでしょうか。これは尿が漏れないように尿道を閉めておく筋肉（尿道括約筋）が緩み、咳をするなど腹圧が高くなったときに漏れてしまうもので、男性に比べて尿道の短い女性に多いのです。

年をとると、どうしてもこのようなことが起こりやすくなりますが、尿道括約筋を強化するトレーニングがありますので、泌尿器科を受診したときに聞いておくとよいでしょう。

痴呆症状の強くない人には、尿道括約筋強化のトレーニング法を教えてくれます。

尿失禁の原因とその検査

尿失禁は、膀胱炎、膀胱がん、前立腺肥大、前立腺がん、便秘、糖尿病などが原因でも起こります。

前立腺は男性にだけある臓器です。前立腺がんは欧米では極めて多く、社会問題になっています。日本でも増加傾向にあります。尿が出にくくなったり、逆に何回もトイレに行きたくなるのは、警告症状であり、一度詳しく調べる必要があります。

私も六十歳を過ぎたとき、泌尿器科で検査を受けました。そのとき、目盛のついた紙コップを渡され、二日間にわたって「排尿日記」をつけるように言われました。尿意を催すたびに紙コップに排尿して、その量を記録するのです。排尿したいのを最大限我慢して、ぎりぎりのところで量を測るという最大我慢量も測定します。夜間就眠中にも、トイレに行けば、その回数と量を記入します。

そのような、家庭で普通に生活している間の排尿のようすは、診断に役立ちます。病院では、排尿のあとで膀胱に尿が残っていないかを、超音波検査で調べます。以前のように、尿道からカテーテルを挿入しての検査は、極力避けるようになっています。

排尿・排便を習慣づける

もう一つ、認知症患者で問題になるのは、適切ではない場所での排尿です。たとえば、押入れや、玄関の隅にしてしまうなどです。これは排尿のメカニズムの問題ではなく、場所が分からなくなるために生じた異常（「失認」といいます）ですから、厳密には失禁ではないのです。

排尿という行為は、たとえば男性であれば、トイレに入る、便器の前に立つ、ズボンのファスナーを下ろす、パンツから陰部を出して便器に向ける、排尿するといった一連の行為が順番どおりになされてはじめて完成します。

認知症が進めば、これらの行為ができなくなる（「失行」といいます）のです。排尿という行為は、習慣的行為でもあります。

水分を大量にとれば、三十分ぐらいで尿意を催すでしょう。昼間は二〜三時間ごとに尿意を催します。ですから、その頃を見計らって、介護者が患者をトイレに誘導します。そのように、排尿への一連の行為の介助を繰り返すうちに、患者は何十年間もやってきたことを思い出すことがあるのです。

大便に関しても同じです。通常は一日一回の排便ですから、朝食後の決まった時刻にトイレに誘導します。出ても出なくてもトイレに連れて行き、便座に座らせるのです。排尿と同じく、排便も一種の条件反射を利用するのです。気分がリラックスするようなバックグランドミュージックなども効果的です。

どうしてもそのような排尿習慣がつかない場合には、成人用のオムツ（またはリハビリパンツ）を使用することになりますが、自然の排尿のほうが患者にとってはるかに快適であり、オムツの使用は最後の手段であるべきです。

水分の補給は充分に

水分をとらせなければ、尿は生成されない、だから尿失禁は生じない、と考えるのは間違いです。

確かに尿量は少なくなるでしょうが、私たちの体内では、尿は常に作られています。水分の制限は脱水になり、血液の濃縮をもたらし、脳梗塞の原因になります。夜間にトイレに起きるのを嫌がって水分を控えると、脳梗塞というお返しがくることを覚えておくべきです。

大便失禁が小便失禁と同時に起こることは、脊髄の病気などで見られますが、このようなことはめったにありません。

腸の感染症や食中毒などが原因で、大便失禁が起こります。腸の腫瘍（特にがん）でも失禁が見られますが、この場合、便秘と下痢を交互に繰り返すという形をとることが多いようです。

いずれにしても、病院で原因を見つけてもらい、対処しましょう。

つくられる失禁をなくす――トイレ環境を整備

介護者ができることは、トイレの環境整備です。便所そのものが暗く、じめじめしていて不潔で、便器も汚れたまま、それに腰を下ろせばぐらついて安定性がない。そんなふうであれば、誰でもトイレに行きたくなくなります。

一刻も早くそこから飛び出したくなるような環境では、判断力の低下した痴呆患者が「失禁」をしてしまうのは当然でしょう。

「失禁」はつくられてしまうのです。失禁があったからといって、その人を責めるのは無意味です。決して悪意があってやっているわけではないのです。

子供が生まれて成長する過程での、トイレットトレーニングを思い出してください。彼らはしばしば失敗し、パンツを汚します。しかし、私たちは彼らを叱ったでしょうか。

下痢便だったと心配し、健康な便だったと喜びました。一人で上手にできたと嬉しそうに報告する子供と共に喜びました。

その子供たちと、失敗をする大人とどう違うのでしょうか。身体が大きい小さいの違いがあるだけです。子供は日々失敗を少なくしていき、大人は失敗回数を多くしていくという違いはありますが、ある一時点をとれば同じことです。

認知症の人の身体的な問題点

これまで、認知症の人の介護を中心に述べてきました。

ここでは、認知症の人たちの身体的問題点を少し解説します。

この本を書いた目的を考えると、あまり立ち入りたくはないのですが、認知症の人を適切に介護するためには、知っておいていただきたいこともあるからです。

認知症の人は、自らの症状を正しく表現できません。全身症状として脱水、肺炎、便秘などがあります。感覚器にも異常が生じます。

これらは、認知症に限らず、高齢者の病気でもあります。

脱水は痴呆症状を強くする

高齢者の皮膚は、一部をつまんで、持ち上げてみると分かるように、弾力性がありません。

つまり、普段でも水分が足りないのです。これを生理的脱水状態といいます。

本人はそのことに気づきません。若い人であれば、脱水になると敏感に喉の渇きを感じ、水やジュースを飲みます。しかし、お年寄りは喉の渇きを感じる脳の司令部（渇中枢といいます）が鈍くなっているので、身体が水分の要求をしません。

暑い日中を歩き回ったり、風邪で体温が上昇すると体内から水分が蒸発し、一層脱水が進みます。当然、血管内を流れている血液は濃くなります。このために全身の血液循環が悪くなり、脳への血液も少なくなり、ぼーっとしています。

ついで意識障害があらわれ、うわごとを言ったり、衣服を脱ぎだしたり、手当たり次第に物をつかんだり投げたりなどの譫妄《せんもう》状態に陥ります。けいれんを起こすこともあります。

こうなると、一般の人では絶対に手に負えません。一刻も早く救急車を呼び、専門家に任せなければなりません。

ピック病の五十嵐さん（七四ページ）は、朝昼夕、どんなに暑くても散歩していました。こうした例では、家を出る前と、帰宅したときに、水分の補給ができているか、見守る必要があります。

肺炎から意識障害になることも

「衛生状態をチェックする」の項（二〇五ページ）で口の中を清潔にすることが肺炎予防につながると述べましたが、肺炎は、肺が細菌やウイルスに感染して起こります。

この病気は、通常高い熱と咳をともなうものですが、高齢者は、そのような反応がはっきりしないことがあります。

肺は血液に酸素を混ぜる装置です。肺炎によってこの装置が故障すると、酸素不足の動脈血が脳に送られるので、脳の働きが低下します。その結果、譫妄《せんもう》状態や意識障害に陥ります。

お年寄りが急に譫妄状態を呈したときは、ひょっとしたら肺炎が原因なのではないかと疑い、血液から細菌やウイルスを見つけ出す検査と同時に、胸のレントゲン写真を撮ってもらう必要があります。

白内障と緑内障にまわりが気づくには

年をとると、視力、聴力、味覚、触覚など、すべての感覚器の感度が落ちます。

視力で問題になるのは、なんといっても白内障と緑内障です。両方とも、放っておけば失明します。

白内障は、眼のレンズが白く濁る病気です。すりガラスを目の前に置いたようなものですから、その先が見えないのです。現在では、簡単な手術で明るい世界を取り戻すことができますので、見えにくいと感じたら、早く眼科医に診てもらうことを勧めます。

緑内障は、眼の中の水の流れが妨げられるために、眼内の圧力が上昇する病気です。放っておけば、失明します。通常は激しい眼の痛みや頭痛が生じ、その後に視力が落ちてくるのですが、高齢者の緑内障は、時としてこの眼痛を欠くことがありますので、周囲の者が注意を払う必要があります。

痴呆症状があるために、視力障害や眼の痛みを強く訴えないことがあります。患者が手探りで歩き始めてはいないか、物にぶつかりながら歩いていないかを、注意深く観察する必要があります。

まだ文字が読めるだけの能力が残されているなら、白い紙に黒のフェルトペンで大きくその人の名前を書いて読んでもらいます。それができなければ、明らかに視力の低下が最近生じたことになります。

ただ、視力の低下と、認知機能障害による「視野の異常」は違います。

物にぶつかるのが、いつもその人の左側だけであったり、食事のときに右側に置いてあるおかずだけを食べて、左の物には箸をのばそうとしないのは、眼球の病気によるものではなく、脳の病変によるものです。

このようなことは、右の大脳半球の後ろ（後頭葉）に異常が生じた人によく見られます。

高齢者の難聴――聞こえないのか、意味が分からないのか

耳が遠くなることも、年寄りを悩ます大きな問題です。

これは、聴力検査という精密な検査法で明らかになりますが、左右の耳にレシーバーをあて、いろいろな高さの音を聞かせて、それがちゃんと聞こえているかどうかを調べるのです。

高齢者は低い音はわりによく聞こえますが、高音が聞こえにくい性質があります。ですから、できるだけ低音で話しかけるようにします。

昔から「年寄りの地獄耳」などと言って、高い声で話しかけても知らん顔をしているのに、隣りのひそひそ話は聞こえているというのは、あながち嘘ではないのです。

認知症になると、「音が聞こえないので反応しないのか」、「聞こえていても意味が分からないので反応できないのか」がはっきりしません。

耳鼻科の医師は、それを区別する方法を知っています。

補聴器をかけてもらい、いろいろ話しかけて、それによる反応を調べるのです。単なる聴力の低下だけであるならば、補聴器を耳に装着することで解決します。

ただ、この補聴器が正しく機能しているかどうかは、介護者が常に注意を払わなければなりません。間違って音量を最大にしていると、周囲の音を拾って不快な雑音になり、使用したがりません。

電池が切れていないか、介護者がチェックしてあげる必要があります。

味覚障害による塩分の摂りすぎに注意

年をとると味覚にも変化がきます。

お年寄りはよく、「味がない」と言います。昔は塩分を控えめにした料理を好んでいたのに、塩や醤油をたっぷりかけるようになります。

味は舌の表面で刺激を受け、その刺激が脳に伝わり甘いとか塩からいなどと感じるのですが、舌の表面が年をとることで変化し、刺激が正しく受け止められなくなっているのです。舌の細胞を若返らせることはできないので、味がないといって食事を拒否するのであれば、本人の希望どおりの味つけにするのは、やむを得ないでしょう。

ごく稀に、亜鉛などの微量金属が体内に不足しているために味覚の異常が生じることがありますので、一度、内科医に相談することをお勧めします。

転倒と骨折予防

高齢者が寝たきりになる原因のほとんどは、脳卒中と骨折です。この骨折に、認知症が大きく関わっています。

認知症の患者は、何が危険であるかが理解できずに階段を踏み外したり、不用意に高いところから飛び降りたり、また赤信号なのに道路を横断して車にはねられることがあります。

夜間に徘徊して転倒し、骨折することもあります。昼間には意識がはっきりしているので、自分の身体が不自由なこともある程度分かっています。しかし、夜間にはそれを忘れてしまい、トイレに行こうとベッドから降りたとたんに転倒し、骨折を起こす人がいるのです。

高齢者に多い骨折は、椎体骨骨折《ついたいこつこっせつ》（背骨）、大腿骨骨折《だいたいこつこっせつ》（ふとももの骨）、橈骨遠位端骨折《とうこつえんいたんこっせつ》（手首の骨）などです。

しりもちをついたり、転んで腰を打ったり、転んだ拍子に手をついたときに、このような骨折が生じます。

転倒やそれによる骨折は、外出中にのみ起こるのではありません。むしろ家の中での事故が多いのです。では、どのような状況で転倒が起こるのでしょうか。

まず部屋から廊下に出るときです。畳やじゅうたんが敷いてある比較的滑りにくい部屋から、ピカピカに磨き上げた廊下に出て転倒します。

高齢者は、足が滑って足だけが前に進んでも、バランスの崩れに対応できるだけの反射能力がもはやありません。そのため、しりもちをついたり、前のめりになったり、横向きに倒れるのです。

床が濡れていれば、滑りやすくなっていますから、同じことが起こります。初めてアイススケート場に行ったときのことを思い出してください。

小さなじゅうたんは、それに足を乗せたとたんに、アラビアンナイトに出てくる魔法のじゅうたんのように滑りますから、思い切って取り外します。あるいは滑り止めのマットをホームセンターで購入し、それをじゅうたんの裏に貼りつけるという方法もあります。この滑り止めマットは、適当な大きさに切ることができますので、他の品物、たとえば滑りやすい椅子やソファーの足に貼ることもできます。

じゅうたんの縁がめくれていませんか。足がひっかかります。

高齢者は足元が覚束《おぼつか》ないので、歩くときに目についたもの、机、椅子、柱、戸などにつかまろうとします。軽い椅子、湯沸しポットを載せたワゴンなど、ちょっと手をかけただけで動きだす家具は、片づけるか、動かないように工夫をします。

朝、目覚めた直後の転倒も報告されています。血圧がまだ安定していないので、ふらつきがあるからです。ベッドから起きて、すぐには立ち上がらないように指導します。一〜二分そのままベッド上に座ってもらい、それからゆっくり立ち上がるようにします。

もしふらつきが見られるようなら、さらに数分間ベッドに座らせ、手を貸してゆっくり歩かせます。

二重遭難を防ぐ

ベッドから立ち上がるときは、介護者がお年寄りの手や腰をつかむような姿勢をとるのではなく、お年寄りが介護者の手をつかむようにさせます。つまり「あなた任せ」ではなく、「自分が歩くのだけれど、ちょっと手を貸してください」という意識を、お年寄りに持ってもらうのです。

そうしなければ、お年寄りは全面的にあなたに寄りかかる形になり、その結果、お年寄りが転倒したとき、あなたも一緒に倒れてしまいます。登山で遭難した人を助けに行った人が遭難する「二重遭難」のようなものです。転倒からお年寄りを守るだけでなく、介護者も守られなければなりません。

大腿骨骨折は下肢の骨折ですから、歩けなくなるのは当然ですが、椎体骨骨折の場合も、これが起こって一～二週間（急性期といいます）は痛みで動くことができません。そのあと三週間目くらいからは痛みは和らぐものの、歩けば痛みが出るので、次第に動かなくなります。そして放っておけば寝たきりになってしまうのです。

寝たきりは、認知症を一層悪化させます。あるいはそれまで目立たなかった痴呆症状が、一気に吹き出てくることがあります。

最近は手術の技術も進歩し、麻酔学も発達したので、高齢者でも骨折に対する手術が積極的に行われるようになりました。

私の義母も、八十六歳のときに転倒し、大腿骨骨折を起こしましたが、人工の骨と入れ替える手術をしてもらいました。

高齢の義母に骨折の手術をすれば、術後長くベッド上の生活を余儀なくされ、そのことで痴呆症状が出るのではないか、との疑問がありました。

それに対し、整形外科医は「だいじょうぶです、手術の翌日から立ち上がってもらいます」と言いました。そして実際に術後一週間で義母は自分の足で歩いたのです。

この骨折は、正確には大腿骨頸部骨折といい、歩くときにもっとも体重の負担のかかる部位の骨折でしたが、このようなすばらしい結果になったのです。

医師である私も、このような高齢者に手術が可能だとは知らなかったのです。もちろん、義母は心臓も肺の機能も良く、身体的には暦の年齢より若く見えたので、整形外科医は、まだ寿命は数年あると判断したからでしょう。事実、義母はその手術後、四年間生きました。

骨折は手術を必要とするもの、ギプス固定で済むものなど、その治療法はいろいろです。主治医あるいは専門医によく相談することです。そして手術が済んだからもう終わり、というのではなく、その後のリハビリテーションが大切だ、ということを覚えておかなければいけません。

むしろ、リハビリテーションのよしあしが、その後の患者の運命を決めるといっても過言ではないのです。

食べ物の工夫で便秘予防

自分の症状をうまく告げられなくなってしまった認知症の人に対しては、介護者が早めに対応する必要があるのですが、便秘対策もその一つです。

食べ物の工夫をします。繊維の多い食材、たとえば野菜や果物を与えます。鍋物は白菜、牛蒡《ごぼう》、ねぎ、きのこなど、いろいろな野菜を入れますので理想的です。

西洋風の食事を厭わない人であれば、シリアル（コーンフレークなど）に牛乳をたっぷりかけて食べてもらうのもいいでしょう。最近はとうもろこしだけでなく、麦、米、木の実が混ざったものなど、いろいろな種類のシリアルが店頭に出るようになりました。

また、排便の記録をつける必要があります。

その場合、本人に「今日トイレに行きましたか」と尋ねるだけでは不十分です。「行ったけれど、出なかった」こともあります。これを「排便あり」と間違えないようにします。

トイレが済んだとき、水洗の水を流さないように頼み、介護者が確認をする必要があります。

2　医療と介護に関わる人びと

看護師

医師の仕事は、病気の診断の項ですでに述べました。

看護師は、どのような働きをしているのでしょう。彼女たちや彼ら（最近は男性の看護師が増えています。まだ圧倒的に女性が多いのですが。なおわが国では、長年、ナースを看護婦と呼んでいましたが、二〇〇二年から看護婦を看護師、保健婦を保健師、助産婦を助産師と呼ぶように法律が改正されました）の、診療の現場での働きは絶大です。何しろ二十四時間、患者の傍にいるのですから。

彼らは学校で、看護学だけでなく、医学も学びます。ですから病気に対する知識も、豊富に持っています。常に患者に接していますから、患者の医療上の問題点を把握し、それを医師に報告し、よりよい医療と看護のプランを立て、それを実践します。

身体的不調を訴えてはいないか、何か異常の徴候は出ていないかを探り、それをいち早く医師に報告するのも、プロとしての彼らの重要な仕事です。

服薬が正確になされているか、食事の摂取は十分か、などもチェックします。

また家族との接点も多いので、彼らの悩みや問題点もとらえ、医師に相談すべきことは相談し、他の部門、たとえばリハビリテーションのスタッフ、介護士、ソーシャルワーカーなどと連絡をとりあいます。

理学療法士（PT）

リハビリテーションという言葉から、皆さんは何を思い浮かべるでしょうか。機能訓練が真っ先に頭に浮かんでくるでしょう。

それも正しいのですが、言葉の成り立ちからは、リハビリテーションの「リ」は「再び」の意味、ハビリテーションはハビリタス、すなわち、元に戻す、人格の復権などの意味がありま す。ですから、リハビリテーションは「再び人格を復権させる」ということであり、さらに進めれば「再び人間らしく生活する」の意味になります。

さて、理学療法士（PTと呼びます）は、人が日常生活を送るのに必要な「手足を動かす」「立ったり座ったりする」「歩く」などの基本動作、あるいは食事や排泄などの応用動作などができにくくなった人に、機能訓練を行い、生活が快適にできるように援助する職種です。

基本動作、応用動作ができにくくなる原因としては、高齢、脳卒中やパーキンソン病などの病気、交通事故などがあります。

身体機能の回復だけでなく、障害を持った人が、その障害を持ったままどのように生活をしていったらいいのかについての援助・助言もしています。

社会復帰、在宅復帰に向けて、福祉機器の使用練習や、住宅改修にあたってのアドバイスも行います。

また、在宅で生活している障害者に対しては、その家庭を訪問し、実際に生活していくうえで必要なアドバイスを提供します。これを、訪問リハビリテーションといいます。

作業療法士（OT）

作業療法士（OTと呼びます）は、目の前にいる障害者が、その人らしく生きるにはどうしてあげられるかを常に考えています。

私たち人間は、社会という環境の中にあって、常に自分が活動しやすいように考えて行動しています。しかし、それができにくくなる場合があります。

たとえば、脳卒中で片麻痺《へんまひ》になったとします。その人の動かなくなった右上肢や、固くなった関節に注目し、身の回り動作（食事、更衣、入浴、排泄など）ができるように指導します。それがOTの仕事です。

手工芸などの実践を通して、集中力の向上、達成感、自信の回復を図ってもらうのも、OTの大切な仕事です。

言語聴覚士（ST）

言語聴覚士（STと呼びます）は、言葉によるコミュニケーションに問題がある人を対象にし、必要に応じて訓練、指導、助言を行います。それによって障害のある人が自分らしい生活を回復するように支援するのがSTです。

言葉だけでなく、食事中にむせる、飲みこみにくいなどがある人にも関わっています。嚥下《えんげ》（食べ物を飲み下す）障害に対するアプローチは、ST単独では難しいので、医師、歯科医師、看護師、PT、OTなどとも密接に連携して行います。

介護士

介護士は、医療行為は行えませんが、ケアのプロを自認しています。

身体的にも精神的にも機能が低下している人に対しては、その日常生活全般にわたって、介助が必要になります。特に食事・排泄・入浴は、日常生活での基本です。それらが危険なく、安定して行われるためには、介護士も、常に介護の知識と技術を身につけなければなりません。

病院や施設では、入所者一人ひとりの健康状態の把握や、生活動作を把握します。入所者ができないことすべてを、介護士が肩代わりするのではありません。それでは、本人の依存心ばかりを助長し、やる気をそいでしまうからです。利用者にそっと寄り添い、しかしはっきりと問題点を見出し、援助をする、これがプロとしての介護士の誇りでもあります。入所者を褒めたり、励ましたり、笑ったり、ときには一緒に泣いたりと、二十四時間身近に接する存在でもあるのです。

介護支援専門員（ケアマネージャー）と支援相談員

介護支援専門員とは、介護保険が始まった二〇〇〇年から登場してきた職種です。

その業務の主なものは、介護保険や要介護認定のための調査と、ケアプランの作成です。ケアプランの作成にあたっては、まず本人の希望を聞き、さまざまな状況を把握し、問題点を集めた上でその分析を行います。さらに家族の希望も聞き、サービス利用計画を作成します。最終的に本人と家族にサービス内容を説明し、同意を得た上でサービスの利用調整をします。

この過程で、介護支援専門員は、さまざまな専門職と連携していきます。これまでのように、医療・福祉機関からの一方的なサービスの提供ではなく、本人やその家族がオプションとしてサービスを選ぶ時代になったのです。つまり、介護支援専門員は、本人とその家族を中心としたチームの要《かなめ》となり、本人の暮らしと生活を支えているのです。

介護老人保健施設には、支援相談員がいます。彼らの役割は、大きく三つに分けられます。

①サービス利用（入所・短期入所＝ショートステイ・通所＝デイケア）に関する相談。

②介護老人保健施設に入所する際の居室の管理と調整。

③サービス利用中の本人や、その家族からの相談窓口。

支援相談員は施設の「顔」として、施設を利用する人や他の事業所との間のパイプ役でもあるのです。

栄養士

これまでの栄養士の仕事は、集団給食の献立作成と食材の注文、および調理でした。しかし、病院や介護施設などの栄養士の仕事は、変わりつつあります。

特に、介護施設では食事は生活の重要な部分を占めますから、入所者の健康管理の面からも、栄養士の役目は重要です。

入所者にとっては、一日三回の食事が生活の楽しみであればそれでよいのですが、栄養士にとっては、それが健康維持の重要な要素の提供でもあるのです。なにしろ介護施設では、原則として注射などによって栄養補給はしませんから、食事しか生命を維持する手段はありません。

特に高齢者では、食事の摂取量が減ることで急速に低栄養状態に陥り、全身の浮腫が生じ、床ずれができ、感染症を起こし、死期を早めてしまいます。ですから、彼らに楽しんで食事をしてもらうための工夫が必要です。

食事の形態、食器の選定、食材の選択、色、味つけ、盛り付け方など、さまざまな工夫をしながら、常にカロリーや栄養素のバランスを考えるのが栄養士の仕事です。

ソーシャルワーカー

この職種の人は、病院や施設に所属していますが、顔は常に社会に向けています。

彼らは患者とその家族と社会を結びつける、重要な位置にいます。彼らは自分が所属している施設の機能に精通しているだけでなく、他の病院や施設などの中身を知っています。つまりどのような職種の人が働いていて、どのようなサービスをそれらの施設が持っているか、などを調べあげています。

さらに、患者が自宅に帰ったとき、そのコミュニティーにはどのようなサービスがあるのかを調べ、退院後の生活に支障がないように調整します。

自宅に帰ることが不可能な場合、あるいは病状が悪化し他の専門病院での治療が必要と考えられた場合、それらとの調整役もするのがソーシャルワーカーです。

本書に登場してくるような患者さんを相手にするのも、ソーシャルワーカーです。そのためにも、彼らが認知症に関する知識を身につけることが要求されています。

ボランティア

最近、わが国のボランティアの活動は目覚しいものがあります。この原点は、一九九五年の阪神淡路大震災ではないでしょうか。

それまでも社会奉仕に関心のある人はいたのでしょうが、目立たずひっそりと活動がなされていたのです。でしゃばらず目立たないのが、日本人の美徳であるといわれていたのです。しかしあの大震災が、そんな「美徳」を吹き飛ばしてしまいました。

私も阪神淡路大震災のとき、大学からの救援医療活動に参加しましたが、若い人たちが全国から頼まれもしないのに被災地にやって来て、黙々と奉仕活動をしているのを目の当たりにし、感激したのを覚えています。

余談になりますが、その数年後に日本海沖でロシアのタンカー・ナホトカ号が転覆し、大量の重油が福井、京都、兵庫の海岸に押し寄せました。

鳥も魚も被害を受け、海岸も汚染されました。重油がべっとりと付着した水鳥を救助し、浜に押し寄せた重油をひしゃくで汲み取ったのは、ボランティアでした。私も「ボランティアの健康管理」をしよう、とボランティアとして参加しました。真冬の海のボランティア活動で死者が出たので、彼らの健康管理が必要になったのです。

京都府の琴引浜海岸を巡回していましたら、停車してあるバスのフロントガラスに神戸生協の文字が見えました。バスから降りて来る人に尋ねました。

「神戸から来てくださったのですか」

彼らの一人が答えました。

「はい、この鳴き砂で有名な美しい海岸が死んでしまったら大変だと、居ても立ってもいられなくなって、有志を募って来ました。神戸のときに皆さんにお世話になったので、そのお返しです」

日本の若者もまんざら捨てたものじゃない、と私は思いました。二〇〇四年の夏は異常気象で、福井や新潟で河川の氾濫と洪水で多くの市や町が大きな被害を受けました。このときも全国から若者がやって来て、家財の運び出しや用水路の整備に汗を流し、黙って帰って行きました。

医療にもボランティアが活躍する番です。

すでに多くの医療施設では、ボランティアが導入されています。彼らは揃いのエプロンやユニフォームを着て、施設内で潤滑油のような働きをしています。しかしまだその数は、欧米に比べると圧倒的に少ないようです。

医療施設は、病人という特殊な人びとが入所しています。最小限度の医療と看護知識が必要ですし、病人のプライバシーを守るという義務も課せられます。

それらを含めた教育や講習のカリキュラムを作り、医療施設ボランティアが自信を持って活動できるようにしなければならないと思います。

第4章

介護者（家族）を守る

上手な介護サービスの利用とネットワーク作り

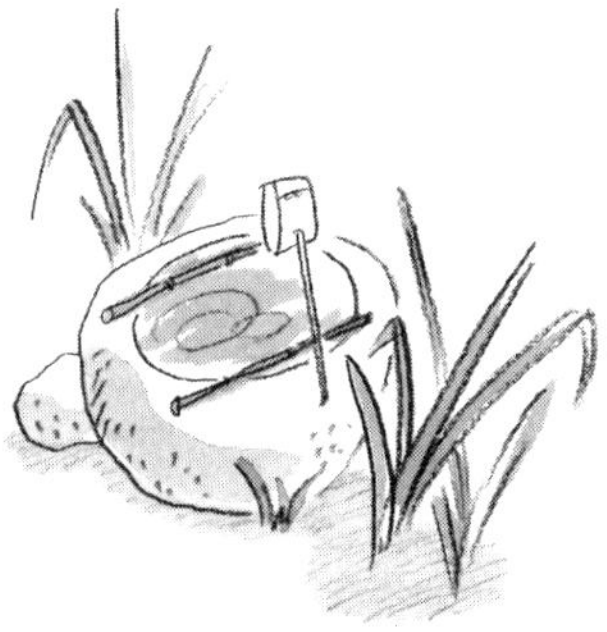

1 家族が負担を抱え込まない知恵

家族だけで看ていこうとするのは間違い

ある程度の覚悟はして行ったにせよ、診察をした医師から「あなたの親は認知症です。おそらくアルツハイマー病です」と告げられたら、どういう気持ちになるでしょう。

ある人は、こう私に言いました。

「最近、病名告知とよく言われていますね。私は、それはがんのことだとばかり思っていました。でもアルツハイマー病でも、病名告知はあるんだと気がつきました。やはりショックでした」

「何が一番ショックだったのですか」の問いに対して、彼女は言いました。

「母はだんだん崩れていくのだなと。これまで、アルツハイマー病のことは、映画や小説で知っていました。有吉佐和子や井上靖が書いていますね。映画も小林桂樹だかが痴呆症の役で出ていましたね。痴呆になった人はすぐには死なない、生きたまま死んでいくのだと思いましたが、まさか母がそうなるなんて……」

認知症患者への家族の関わりは大切です。高齢者の数が幼児や少年の数を大きく上回っているわが国では、医療や介護に関して発想の転換が必要になりました。認知症の人を、その家族だけで看ていこうとするのは間違いです。それでは、戦前の思想を引きずったままになります。

昔はお年寄りの数が少なく、八十歳まで生きるのは珍しかったのです。そこまで生きた人は文字どおり家の宝、国の宝だったのです。しかも当時は大家族制で、一つ屋根の下に九人も一〇人も暮らしていました。家を継ぐ長男のみが家長としてすべての権限を持ち、その命令のもとに家は運営されていました。ですから、家の宝であるお年寄りを一家挙げて世話をするのは当たり前で、他人の力を借りるなどは考えも及ばなかったのです。

言うまでもなく、認知症の人をケアする最適の場所は家庭であり、最適の介護者はその家族です。特に病気の程度が軽度、中等度といわれるくらいの人は、家で家族に囲まれて暮らせるのが一番いいのです。

専門的には痴呆の程度を物差しで測りますが、例えばミニ・メンタル・ステート検査（MMSE）で二〇点以上であれば、家庭での介護が望ましいでしょう。

それでは誰が介護をするのでしょうか。昔は人手がたくさんありました。子供は多いし、使用人もいたし、女性の中には、結婚しないで人の世話をするのに生き甲斐を感じていた奇特な人もいました。

少子化で、しかも女性の社会進出が社会現象になっている今日、そのような夢物語は通用しません。しかし、まだわが国の社会ではときとして、古手形を持ち出してきて通用させようとします。

患者も家族も共倒れにしないための介護保険制度

かつて厚生省（当時）が、「高齢者の介護は誰がしているか」の調査をしたことがあります。妻、長女、長男の嫁の順で、その合計が八五パーセントでした。つまり、介護は女性がするものと決まっていたのです。

このような考えは、現在でも根強く残っています。その介護者が持つ最大の悩みは、自分の自由時間がまったくないことでした。親の世話をし、その健康を守ってあげている当の本人（介護者）の健康を守ってくれる人がいないのも、悩みとして挙げられていました。

つまり、自分が病気になり病院に行きたいのに、それができないのです。高齢者の精神症状に悩まされるほかに、介護者本人のことで悩まなければならないのです。自分たちがどこまでならできるのかを、はっきり見極めておかないと、患者も家族も共倒れになります。

二〇〇〇年四月から始まった介護保険制度によって、高齢者の介護は公的な保険によってまかなわれるようになりました。このことは、もはや、介護が必要になった高齢者を、その家の人だけで看るのは無理があると国が判断したことになります。

従来、高齢者は慢性疾患などで病院に入院していました。

しかし介護保険の導入により、そのような人たちは介護老人保健施設でお世話を受けることになったのです。つまり、医療が主体の「治療」から、介護が主体の「お世話」に変わったのです。

病院でつけられていた診断は「要介護認定」に、病院での治療計画は「介護サービス計画」になったのです。ですから、介護老人保健施設に入所中の人は、医療保険を使うことはできません。介護保険一本になりました。

もちろん介護老人保健施設に入所中の高齢者も、急性疾患になります。心筋梗塞、脳卒中、骨折、がんなどです。そのような病気になり、最新の医療が必要なときは病院に転院し、医療保険のもとで治療を受けることになります。

高齢の認知症患者に身寄りがないのであれば、介護施設に初めから入所するのもやむを得ないのでしょうが、家庭でサポートシステムをきっちりと組んでやっていけるなら、そのようにしてあげるべきです。それは認知症になってしまった人が一番望んでいることだからです。

家族が介護者であることのすばらしさは、彼ら介護者は患者の精神的、情緒的ケアを提供できる最適の人だからです。

プロの医療従事者も、身体的ケアだけでなく精神的ケア、情緒的ケアを提供しようと心がけ、ある程度はそれが可能になってはいます。しかし、ある程度以上は決して踏み込めない領域なのです。

家庭で看るのがベターであるといっても、「介護者一人」に対して、被介護者一人」の組み合わせしかできないなら、家庭での介護はするべきではありません。あくまでも、程度の差はあっても、家族の全員参加の精神を貫かなければいけません。次のケースをご覧ください。

誰が母親を看るか——三人の兄妹の主張

松江次子さん（八十歳）は、夫が五年前に肺がんで死亡したあと、名古屋の衛星都市で独り暮らしをしていました。息子は二人、名古屋市に住んでいます。長男は、家業である化粧品店を継ぎました。二男は貿易会社に勤めていましたが、数年前に退職し、妻と二人で駐車場やビル管理の会社を興しました。一人娘の美代は結婚して、県内の小牧市に住んでいます。

次子さんに物忘れが出始めたのは、二年前のことです。お歳暮を世話になった人に贈ったのですが、同じ人に二回贈りました。受け取った方から連絡があり、これまでそのようなことはなかった本人は、すっかり落ち込んでしまいました。

そのようすを見て、長男がうつ病ではないかと病院に連れて行ったのですが、アルツハイマー病の初期だと言われました。この病気はうつ病と似た症状から始まることが多い、と病院の医師に説明されました。

その後、ガスの消し忘れが度々あり、ガス報知器が鳴るという騒ぎが起こりました。近所の人たちが不安がったので、子供たちが集まって母親を誰が看るか協議をしました。

長男と二男の妻は、自分たちが面倒を見るのは厭だ、まして引き取るなどとはとんでもないと言いました。

長男の妻の主張は、次のようでした。

「義父が死んだとき、遺産のすべてを長男である自分の夫に渡していれば、私もがんばってお義母さんのお世話をさせてもらうつもりだったのに、そうでなかったから私は無関係です」

二男の妻は、「自分は親の面倒を見ないという約束で結婚したのです」と言いました。「だいいち始めてまだ間がない商事会社の経営が大変だ、私も会社で働きながら子供の面倒を見ているので、これ以上余裕はない。確かに義父は全財産を長男に譲らなかったが、名古屋市内にある大きな化粧品店を渡しているのだから、長男が看て当然」と主張します。

そのような妻たちの主張に、夫である長男と二男は、うなずいているばかりです。

長男の妻は、確かにお店はもらったが、この店がいまのように大きくなったのは私たちの努力によるものだ、と言います。彼女は外向的な性格で、おとなしい長男を引っ張って、ここまで店を大きくしたのは事実です。話し合いが夜遅くまで続いたとき、長男の妻が決定的な発言をしました。

「私は義母《はは》を引き取るつもりはありません。だって、考えてもご覧なさい、うちはお店をやっているんですよ。しかもお化粧品やら、外国もののグッズを扱っているんです。主人はああいう性格でしょう。ですから私が一人で切り盛りして、ここまでにしたんですよ。きれいになったお店に、はっきり申し上げたらなんですけれど、お義母《かあ》様がうろうろしたらどうなります。お化粧もはげたような顔で、ボタンをかけ違えたブラウスなんか着て店に出てこられたら、お店のマックス・ファクターも、エルメスもグッチも泣きます。お客さんなんか、誰も寄りつきませんよ。それとも皆さんは、義母が絶対に店に顔を出さないという保証でもしてくださるのですか。それなら話は別ですけど」

ときどきやってきて注文をつける

娘の美代さんが引き取ることにしました。これ以上、争う言葉を聞きたくなかったのです。戦後の大変な時期を、私たちを育てるために懸命に働いてくれた母が、可哀想だと思いました。

彼女の家は団地のアパートなので、母の部屋を確保するのが大変でした。二人の息子には一人ずつ勉強部屋を与えていたのですが、二人で一部屋になりました。おばあちゃんに部屋を明け渡したのです。

娘の家に移った次子さんは、軽度の物忘れがあるのと勘違いがあるだけで、あとはまったく正常です。勘違いとは、トイレに行くのに部屋を出て右に行かずに左の押入れに向かって行くことなどです。

おばあちゃんの部屋に行って話をしていた高校生の長男が、素っ頓狂な声を発しました。

「おばあちゃんすごいや。百人一首、全部知ってる」

国語の時間に百人一首を習ったので、孫はおばあちゃんの「知能」を試してやろうと下の句を読んだところ、たちどころに上の句が出てきたのです。ほかの短歌も上の句を聞かせたら下の句がすべて出てきたので、母親に注進に及んだというわけです。

次子さんは、団地の生活にやっと慣れた半年後、階段を下りるとき転倒して、大腿骨を骨折しました。団地近くの総合病院に入院し、手術を受けました。

連絡を受けて、嫁(二男の妻)が病院に見舞いに駆けつけました。それなのに、次子さんは目を閉じたままです。一時間ほど前に飲んだ痛み止めが効いてきたのでしょうか。それでも嫁は義母の耳元で大声を発しています。

「お義母様《かあ》、痛かったでしょう。先ほど主治医の先生にお会いして、お礼をお渡ししたついでにお聞きしたら、手術はうまくいったそうですね。エレベーターがないものね、あの団地。エレベーターさえあれば、こんなひどい目に遭わずに済みましたのに。ほんとうに、なんてことでしょう」

そして、美代さんに向かって言いました。

「美代さん、あなた買いなさいよ、一戸建て。それがいやなら、せめて高層のマンションにすればエレベーターがあるから、お義母様、これからも苦労しなくて済むのよ。今度骨折したらお手上げだって、主治医の先生おっしゃってたわよ」

病人にいくら話しかけても反応がないことに拍子抜けしたのか、嫁は大きな花束を置いて、帰って行きました。嫁が帰ったあと、次子さんは目を開けて言いました。

「寝たふりをするのも、なかなかつらいものね。美代」

そして、にこっと笑いました。母がこのような演技をしたのを、娘はこれまで見たことがありません。

世間体を気にして病院を移動

次子さんは、三カ月後に退院しました。

しかし一年ほど経った頃、食べたものを戻したので検査したところ、胃がんが発見されました。八十二歳という年齢なので、長男も二男も手術に反対をしましたが、娘は消化器科医の意見を聞いて、手術を主張しました。

主治医は「取れるところは全部取ります。しかし、深追いはしません。年が年ですから、取り残しのがんがあっても成長はゆっくりです。今回のがんに関しては、五年は保証します。八十七歳まで生きればいいでしょう」と言ったのです。

息子たちは、「これまでと同じように、妹が母の面倒を見るのなら、あえて手術に反対はしない」と言いました。今回も手術は成功しました。

しかしその二年後に、風邪をこじらせて肺炎になりました。レントゲンで、両方の肺がすりガラスのように白くなっているのが、しろうと目にも分かります。今度は、意識がほんとうにもうろうとしてきました。

連絡を受けて、息子たちが病院にやって来ました。もう返事もできなくなっている母を見舞ったあと、廊下に出て息子たちは葬式の話を始めました。

その一週間後の月曜日です。美代さんがいつものように病室に行くと、母が居ません。一瞬「重症室に移されたのだ」と思いました。主治医が、「ひょっとしたら重症室に入っていただくかもしれません」、と言っていたからです。

美代さんの顔を見つけて、主治医がナースステーションからやって来ました。憮然とした表情です。

「昨日の夕方、ご長男とその奥さんが来られて、どうしても退院させたいので手続きをしてほしいと言われました。今動かすのは危険だと大分強く言ったのですが、だめでした。『名古屋の病院からは、入院の許可をもらってきた。そこの病院車を出してもらってここに来ている。酸素ボンベもついているから心配ない』、と言い張るのです。私としては、ずっと看てこられたあなたの意向を聞かなければ、と主張したのですが、自分が長男だ、母に対して責任があると言われては、どうしようもありませんでした。なんでも、転院先はご長男の友人が院長をしているとか言っておられました」

「藤田病院です。兄が小学校から高校まで一緒だった藤田先生が院長です」

「それなら、はじめからそこにお世話になられたらよかったのにね。それはそうと、長男の奥さんは面白い方ですね。劇団かなにかやっておられたのですか。患者さんに頬ずりして『まあお義母様、こんなになって、おかわいそうに。もっと早く来てさしあげればよかった。私もソロプチ（ボランティア活動）で忙しくて、役員を仰せつかっているのでなんともならなくて。でももう大丈夫ですよ。先生によーくお頼みしてありますから。さあ、一刻も早くおいとましましょう』なんて涙を流しながら言ってましたよ。正直、よう言うわ、いままで一度も見舞いにも来ないで、と思いましたが。とにかく、昨夜遅くに連れて帰られました。日曜日で人手が少ないので大変でしたが、看護師や事務室に無理をお願いしました」

「兄は一週間ほど前に、一回ここに来ています。次の兄も一緒でした。そのとき、二人でお葬式がどうのと言っていましたから、今回無理にでも連れて帰ったのは、兄二人で相談した結果なのだと思います。兄たち夫婦は、母の命より世間体を優先させたのだと思います。息子が二人もいるのに、嫁に出した娘の所で母を死なせるわけにはいかなかったのでしょう」

次子さんは、藤田病院に移って二週間後に亡くなりました。その病院は病室に中央配管が施されていないため、酸素吸入が必要な患者は病室に酸素ボンベを持ちこんで、そこから酸素の供給を受けるのです。午前四時に看護師が巡回したとき、次子さんは冷たくなっていました。酸素ボンベは空になっていました。午後十二時の巡回のときには「ガラス瓶から泡がぶくぶくと出ていた」のを准看護師が確認したそうですが、真相は不明です。

一人に看護を任せきりにしないで

このようなケースは、そんなに珍しいことではないように思います。似たようなことは、テレビドラマにも出てくるわけですから。

美代さんが母親の面倒を見た細かい内容は不明ですが、大変な苦労があったのは事実です。美代さん自身五十歳近くになり、閉経期を迎え、身体の変調が生じていました。身体が急に熱くなったり、汗が出たり、イライラしたりといった生理的変調の時期にあったのです。そこに二人の息子の教育問題、中間管理職である夫の健康管理などが重なり、心身ともに疲れていたのです。母親を受け入れるといっても、余裕がないのが実状でした。

このケースが結末を迎えたのは、介護保険制度が始まる二年前のことです。介護保険開始の前に、各地でデイサービスが始まっていましたが、どこもまだ手探りの状態でした。

美代さんは、一度母をデイサービスセンターに見学に連れて行ったことがありました。参加者の約半数が車椅子に乗っており、ボールゲームをしても半数が無関心か居眠りをしていたのを見て、母はショックを受けました。さらにセンター職員が母を簡単にチェックして、センターで訓練を受けるほど悪くはないでしょう、と言ったのです。

そのために娘は約四年間、母親に自分の時間のほとんどを捧げるような思いで暮らしました。自己犠牲に等しいものでしたが、夫や子供たちの協力でなんとか切り抜けました。自分の体調が悪くても、自分自身が病院に行けない不安も経験しました。まさに厚生省（当時）の報告のとおり、「自分の自由時間がまったくない」「当の本人（介護者）の健康を守ってくれる人がいない」状況だったのです。

兄弟姉妹で話し合いをする

松江次子さんの二人の息子には、正直のところ、説得のしようもありませんが、できるだけ兄弟姉妹が集まって、親をどうするか話し合うべきです。

両親を中心にした家族図を書いて、親との関係を明らかにした上で、誰がどのように関わるかを記入していきます。

とにかく、「姉は父の近くに住んでいるのに、顔も見に来ない。それどころか、電話一本かけてこない」といった不満から、「自分たちは、仕事をしていて、母の面倒を直接見ることはできない。だからお金の面で埋め合わせをしたい」といった具体的な内容を出しあって、妥協点を見出すべきでしょう。

いずれにしても、家族内の介護者がたった一人、という状況は絶対に避けるべきです。美代さんのような人を、これ以上つくってはいけません。

家族で話し合って、親を皆で看ていこうということになれば、その人にとっては最大の喜びのはずです。

家庭でお世話をする際の注意点

①敷物やじゅうたんは、滑らないものを用意する
年をとるにつれて、私たちは歩くときにバランスがうまくとれなくなります。じゅうたんなどの上に乗ったとたんに、じゅうたんごと滑って転倒することのないようにします。

②ベッドやストーブに安全柵を設置する

③物の整理をする
電気製品やそのコード類は感電の危険をなくし、コードでつまずいて転倒しないように。殺虫剤のビンやスプレー、清掃薬品は、安全な場所にしまいます。

ガラス工芸品や装飾用陶磁器などは、しばらくは押入れの中にしまっておくほうが無難です。部屋が殺風景だ、芸術の香りがなくなったと嘆きたくなる気持ちはわかりますが、それらが割れてケガをするよりましです。

④外出に注意を
少し病状が進むと、認知症の人は家の外に出て行こうとします。場合によっては、出入り口の追加施錠が必要になります。

⑤バリアフリーの家を心がける

特に寝室、食堂、トイレ、風呂場は、やはり段差がなく、手すりがあるほうがよいのです。

外部の助けを導入しよう

これらと並行して重要なのは、介護者の精神的負担をどう軽減するかです。

介護には、肉体的エネルギーと精神的エネルギーが必要です。そのためには休息が必要です。介護保険を利用してヘルパーの派遣を要請し、その間、介護者は休息をとるようにします。

また、家族で息抜きの旅行も必要でしょう。遠く離れた親戚の結婚式や葬儀に出席しなければならないこともあるでしょう。そのようなときにショートステイ制度を利用して、数日間、病気の人を施設に預かってもらうこともできます。

家の掃除も、大変なエネルギーを要します。たまには、外部委託をしてはどうでしょうか。

そうはいっても、何カ月もお年寄りを介護しているうちに、いろいろな問題が生じます。たとえば、怒りの感情です。この怒りの感情は介護をする相手、すなわちお年寄りに向けられるものと、それ以外の人、すなわち他の家族やヘルパー、友人に向けられるものがあります。

毎週のように新聞やテレビで家族がお年寄りを虐待したとか、その結果死に至らしめたなどの報道があります。多くは息子や娘が加害者ですが、なかには夫が病弱な老妻を殺す（その逆も）といった悲劇があります。いわゆる「老老介護」の果て、というものです。介護する者が支援もなく疲れ果てて犯行に及んだ、と新聞などで報道されます。

本当に、何の支援も得られなかったのでしょうか。介護する人が、これは家庭内の問題だ、なんとしても自分たちで処理しなければならないと思い込んでいたなら、「それは違うのだ、いまは皆で支えあう時代なのだ」と周囲の者は根気よく説得する必要があります。

そうでなければ、高齢者が認知症になったという悲劇を背負っただけでなく、その家族も加害者として処罰されるという悲劇を生むことになります。

お互いに助け合うシステム作り

欧米では、まだキリスト教会の信者組織などが横のつながりを持ち、ゆるいながらもネットワークを形成しています。お互いに安否を確かめ合うことで、ある家庭内の問題を察知し支えることができます。日本では、そのようなシステムは、まだできていません。

市町村の保健師はどうでしょうか。郡部に行くと、その地域の保健師は地域住民の健康管理にかなり深く関わっています。家族構成だけでなく、誰が都会に出て仕事をしているとか、高齢者夫婦のみの生活になっているとか、最近おじいさんが病気がちであるとかの情報を把握しています。

少し大きな町になると国民健康保険病院を持っていますから、高齢者がその病院を受診している場合は、医療データとの連結により正確な状況を把握することができます。そのことから、早めに手を打つことで、老老介護の果ての悲劇を回避することは可能でしょう。

行政や保健師が、どこまで個人生活の中に介入することが許されるのかの問題はあります。医療データを含め、プライバシーの侵害があるからです。しかしむしろ「小さな政府」である町や村のほうが、住民との間で日頃からの良好な関係は構築されているように思います。

最近、政府の音頭とりで市町村合併が進みました。大きいことはいいことだとばかり、我も我もと走り出すバスに乗り遅れまいとしがみついていますが、仮に合併された場合、市の中心部の住民になされるサービスが、市の周辺部に住む市民にも同じように保証されるのでしょうか。大都市の保健師が、戸別訪問をしているのを見たことがないだけに、不安が残ります。

介護の苦労と発言権

前の項で説明したように、真剣に認知症の親を看ている介護者の心理は複雑です。自分がこんなつらい思いをしているのに、ほかの兄弟姉妹は知らん顔をしている、といったことが怒りの感情として湧きあがることがあります。特にいろいろ理由づけをして、親の世話を自分に押しつけてくるのが嘘であったと分かったときに、怒りは一挙に爆発します。たとえば、「自分の義父が病弱なので、その世話に行ってやらなければならない」と言っていた姉が、実際は友人たちとヨーロッパツアーに参加していたとか、「東京本社での会議が毎週月曜日にあるので、土曜、日曜日はその準備で忙しい」と言っていた弟が、実際はゴルフを楽しんでいたことが分かった場合などです。

私だって息抜きの旅行をしたいし、スポーツで気分転換を図りたい、それなのになぜ自分だけが二十四時間すべてを拘束されなければならないのか、という不満が生じるのです。

外国では、妻が夫の世話の九〇パーセントを引き受けているのなら、ある重要な事項（たとえば財産の分与など）でも九〇パーセントの決定権がある、とよくいわれます。普段偉そうにしていて何もしないのに、財産の分け前のときだけやってきて大きな顔をするな、ということなのです。

認知症を認めようとしない家族の説得法

「うちの母はそんな病気であるはずがない」、という家族もいます。

あるいは、「病気かもしれないが、大したものではないわ」、と病気を矮小化してしまう人もいます。母親を愛するあまり、その母に病魔がとりつくことを許さない人から、世話をしたくないという潜在意識が病気を軽く見てしまう人もあるでしょう。

そのような場合には、その人を主治医のところに連れていって、医師から病気の説明をしてもらうのもいいでしょうし、その医師から診断書を書いてもらい、それを見せて説明する方法もあります。

それがだめなら、一週間でも二週間でも、患者と生活を共にしてもらうのです。どれだけ大変かを身をもって知ってもらうことで、少しは考えも変わるかもしれません。しかし、そのことにあまり過大な期待を持ってはいけません。

介護サービス利用には、内容をよく検討する

派遣されてきたヘルパーに、怒りが向けられることもあります。ヘルパーは仕事の内容が規定されていますし、利用者（患者）の介護度によってサービス時間が決められていますから、利用者本人や家族の要求のすべてに応じることはできません。

しかし、依頼者はそのことを忘れ、個人的なことまで頼むことになります。たとえば、食品の買い物に行ったついでにクリーニング屋に寄って洗濯物を受け取ってきてくれとか、台所の掃除をしたついでに庭の草むしりをしておいてほしいといったことです。

ヘルパーは、利用者に関することにのみ関わることになっているのですが、家族はそのことを理解せず、要求に応じてくれないと怒るのです。確かにヘルパーによっては、決められた時間だけそこに居て、決められたサービスさえ提供しないで帰る人もいます。

介護保険は、ドイツの制度を見本にしたものです。契約に基づいて社会活動がなされているドイツからのものですから、私たちもそのよいところも受け継ぐべきです。

ヘルパーを派遣してもらうにあたって、利用者はそのサービス内容をつぶさに検討し、その後に契約を結ぶべきでしょう。そうすれば、お互いの誤解もなくなり、ヘルパーに対する怒りもなくなるのではないでしょうか。

罪の意識を持つのは優しいからこそ

父が認知症になってしまった。あれだけ世話になった親なので、なんとか自分が最後まで面倒を見てあげたいのにそれができない、自分はなんという親不孝な子供なのだろう、と嘆く人がいます。

親を看ることができないのには、いくつかの原因があります。自分が病弱で、看てあげたくてもどうしようもないということもあります。勤めの関係で、親と一緒に住むことができないこともあるでしょう。外国などに滞在していれば尚更です。仕方なく施設にお願いして預かってもらうことに対して、自分を責めることになります。

親子の情愛と、社会のしがらみの板ばさみになって悩むのです。もう一つの罪悪感もあります。それは、自分がこんなに親に尽くしているのに、兄や妹は何もしてくれない。それどころか労わりの言葉さえかけてくれない、なんという兄弟だ、との怒りが湧きあがります。その一方で、そんな恨み言を吐露するなんて自分はなんと情けない人間なんだろうと悩み、遂にはそんな自分に罪悪感を抱くのです。

このような感情を抱くのは、異常でもなんでもありません。優しいからこそ、そうなるのです。この罪の意識を解消しようとして、勤めを辞めて父のそばにぴったりと寄り添い、食事の世話、身体のケアと朝から晩まで、時には夜中のトイレの世話まで一人でやっていれば、どうなるでしょう。疲労困憊はその極みに達し、ついには自分が倒れてしまいます。

バーン・アウトにならないように

介護者の疲労困憊は、食欲不振、不眠、便秘、イライラ感、怒りの感情、月経異常、痩せ、胃潰瘍など、精神と身体を蝕んでいきます。患者を大切に思って世話をしてきた者が、このようにぼろぼろになってしまいます。バーン・アウト・シンドローム、日本語では燃え尽き症候群と呼んでいますが、燃えたあとの消し炭のようになってしまいます。そして、こんなにつらい思いをしているのに助けてくれない兄弟（姉妹）や親戚の者を恨み、ついに怒りが患者に向かうのです。このようなバーン・アウトは、患者の子供だけではなく、配偶者にも起こります。

【心中か、老夫婦死亡】

七月三十一日午後六時五十分ごろ、○○県の会社員（五十六歳）方の車庫で、父親（八十一歳）が縄で首を吊っているのを見つけ、一一九番通報した。地区消防本部から救急隊員が駆けつけたが、すでに死亡していた。会社員が離れの母（七十六歳）を見に行ったところ、ベッドで死亡しているのを見つけた。警察によると、母親は昨年二月から認知症で寝たきりの状態となり、父親が看病していたという。警察では父親が看病の疲れから無理心中を図った可能性もあるとみて調べている。

新聞の社会面の片隅に出ていた記事です。

友人や近所の人の援助を得よう

他人の援助を受けるためには、まず、自分の家族の一員が認知症であることを明らかにしなければなりません。これはつらいことです。しかし、いまや国民の二〇パーセントが高齢者になり、それがあと二十年後には三三パーセント、つまり国民の三分の一が六十五歳以上になり、その人たちの七パーセントが認知症になるであろうと推定されているときに、「呆けた人がいるのは家の恥」などという間違った考えが通用するでしょうか。

第1章で紹介した梅森千登勢さん（四三ページ）を思い出してください。

彼女の夫は、妻が認知症になったことを徹底的に隠そうとしました。要介護の認定を受けるための申請もしませんでした。デイサービスやデイケアなどの公的援助を受けさせようとはしませんでした。では、自分の妻に何もしなかったのでしょうか。

そうではありません。それどころか、高いお金を払ってヘルパーを二人も雇いました。しかしこの二人は、千登勢さんの残されたわずかばかりの能力を維持したり、高める知識は持っておらず、ただ安全面での配慮をしたに留まりました。はじめは一緒に食事を作っていたのですが、本人が興味を示さないことから、早ばやと働きかけをやめてしまいました。千登勢さんは専ら、お客さんのような扱いを受けていたのです。

それでは、どこまでの情報を、友人や近所の人に明らかにするべきでしょう。たとえばアルツハイマー病という病名は、すでに多くの国民は知っています。ですから家族は、友人たちには病名と簡単な症状の説明をしたらよいでしょう。そのためには、家族はあらかじめ、この病気に関する正しい知識を持っておかなければなりません。

この病気はどの家族にも出るのだ、ということを友人や近所の人に説明します。家族性といって、ある家系にもっぱら発病するタイプもありますが、それは極めて稀なのです。伝染病ではありませんから、接触した人にうつることはありません。

地域にもボランティアを

病院や施設内でのボランティア活動を含め、これまでにボランティアについて、何回か述べてきました。ここでは違った面からの、ボランティアを考えてみましょう。

友人や近所の人がボランティアとして援助してくれることの最大の利点は、家族が休めるということです。これは極めて大切なことです。

休むことに罪悪感を抱いてはいけません。助ける人の中に、自分たちがこうして手伝っているのに、家族がのうのうと休んでいるのはけしからん、と思う人はいないと思います。とにかく家族は疲れているのです。彼らは充分に休息をとる権利があるのです。

友人や近所の人は、どんなサービスを提供してくれるのでしょう。家族が患者を病院に連れて行っている間、留守番役を買って出る人がいます。これはよほどお互いに信頼関係がないとできないことです。相手の好意に甘える前に、責任の取り方について、はっきり話し合っておくほうがよいでしょう。

病院への通院に際して、自動車の運転サービスをしてくれる人もいます。買い物のサービスも助かります。家族は認知症の人の世話で、買い物にまで手が回らないことが多いのですが、そのときに必要な品物を書いたメモ用紙を渡して買ってきてもらうのです。

もっと大切なことは、近所の人たちのさりげない見守りのネットワークです。見守りがきつくなると、見守られているほうでは、監視されているように感じて息苦しくなります。あくまでもさりげなく、目立たない見守りです。

このようなネットワークができていれば、もし認知症の人が自分の家が分からずに道を歩いていても声をかけてもらえますし、家に連れ帰ってもらえるのです。

どこの町でも町内会が組織されていますが、多くは行政からの連絡事項の伝達です。市民便り配布、ごみ集めのルールのお知らせ、悪質業者と防犯対策、年二回の町内大掃除の実施などです。

プライバシー尊重の観点から、個人の病気のことは通常は話題になることはありませんが、家族のほうから病状の説明と協力の申し出があった場合は、みんなでその家族の重荷を担ってあげるだけの町内会であってほしいと思います。

これらの協力体制は、相互保険のようなものです。ですから、自分の家族の問題が片づいたらあとは知らない、ということではありません。次は自分がお返しする番だという意識は、持ち続けなければいけないと思います。

2　医療費の問題、法的な問題

あなたの経済状態はだいじょうぶ？

あなたの家族が認知症になり、入院となった場合、一番気にかかるのはもちろん患者自身のことですが、次に重くのしかかってくるのは、医療費の問題です。これを決して軽々しく扱ってはなりません。認知症は慢性疾患です。外来診察や検査そのものは一～二カ月の短期間で済んだでしょうが（それにもかなりの費用がかかったはずです）、診断が確定したあと、長期の入院や治療が必要になります。

アルツハイマー病を例にとれば、診断確定後死亡するまでの期間は平均して十年ですから、かなりの医療費や介護費用がかかります。

幸い、わが国には一九六一年から続いている国民皆保険制度があります。これに二〇〇〇年四月から始まった介護保険制度があります。これらのおかげで、実際にかかった医療費や介護費のかなりの部分は補塡されてはいるものの、長期になれば自己負担分の積み重ねは膨大になります。

まず、患者本人の経済状態をしっかり把握し、ほかに兄弟姉妹など相談できる人がいるなら、その人たちも交えて早いうちに話し合いを持ち、しっかりとした医療費プランを立てておくべきです。それでも二年、三年経つうちに病状の変化や施設の移動などにより、はじめに立てた計画とは異なることがあります。患者自身がかなりの財産を持っている場合でも、患者は診断がついた時点ですでに働くことはできない状況であり、所有している財産は確実に毎日減っていくのです。しかも大量に、かなりの速さで！

預金や株券などの動産を小出しに使っていく場合でも、年金を使う場合でも、キーパーソンを定めてその人に能動的に動いてもらうことにします。

誰をキーパーソンにするかは、患者本人に決めてもらうのがいいでしょう。

潜在的費用も考えておく

わが国では、医療費の多くは保険でまかなわれますが、その他の出費もばかになりません。考慮すべきいくつかの点を挙げてみます。

①収入の減少
患者は、退職すると収入はまったくなくなるのか、あるいは、他に職を求めることができる

のでしょうか。

わが国は不十分ながら年金制度があり、退職した高齢者は支払った保険料に応じて年金が支給されますので、無収入ということはありません。しかし年金額はわずかですから、それのみで生活と医療費をまかなうのは困難です。

②介護休暇はとれるか

もしあなたが患者の世話をするのであれば、あなたは勤めを辞めなければならないのでしょうか。その損失は、金銭にしてどれくらいに相当するのでしょうか。

最近は育児休暇だけでなく、介護休暇制度を用意する企業が増えています。半年とか一年間、地位が保証された上で自分の親を看るための休暇がとれるのです。

以前は、育児休暇といえば女性にしか認められなかったのですが、いまは男性にも認められるようになりました。老親介護も同じです。筆者は二十年前にカナダで生活していましたが、そこでは郵便局勤務の男性が一年間育児休暇をとっていたのを見て、驚いたことがあります。妻は看護師で夫より給料が多かったので、話し合いの結果、夫が休むことにしたのだそうです。それが制度として定着しているのにびっくりしましたが、わが国もすこしずつそれに近づいているのでしょう。

③介護費用をどうするか

ヘルパーを自費で雇う場合、その費用はいくらかかるのかを、前もって計算しておく必要があります。介護保険制度の発足により、必要最小限の公的サービスは受けられるようになりました。ただし、高齢者が介護老人保健施設に入所することになれば、その費用は介護保険により賄われることになります。前にも申しましたが、入所中は、医療保険が使えなくなることを覚えておかなければなりません。つまり、施設入所中に風邪を引いたり、膀胱炎になって薬を飲むことになった場合は、その薬代は施設の負担になるのです。

ただし、デイケアやショートステイのサービスを受けている人は、これまでのかかりつけ医の診察を受け、そこから薬をもらいますが、これは医療保険扱いになります。

④住宅改修

患者をあなたの家に引き取ることになれば、部屋やトイレ、風呂場の改造（増築、改装など）、安全面の配慮のための設備（鍵、照明、手すりなど）でどのくらいの費用がかかりそうですか。入院（入所）している施設のケースワーカーや作業療法士に、実際に家に来てもらい、アドバイスを受けるとよいでしょう。複数の業者から工事の見積りをとり、その内容も彼らにチェックしてもらいます。

患者を看るために患者の家に移り住まなければならなくなった場合でも、同じように改築・改造費がかかると思います。その費用も考えておく必要があります。

医療費や介護費に関して

①保険（入院保険や生命保険の特約など医療に関する保険）はいつまで有効ですか。他の保険に切り替わる時期は分かっていますか。

②病院に支払う費用や、痴呆性老人介護施設、民間の医療付き高齢者マンションなどの費用はパンフレットなどで調べてありますか。正規の医療費以外の費用（おしめ、冷蔵庫・テレビの使用料、洗濯代、美容代など）はいくらですか。

③在宅サービス（訪問看護サービス、入浴サービスなど）などの費用は、いくらですか。それらのサービスを、何回受ける予定ですか。

④通所サービスの費用（施設への移動の費用も含めて）は、いくらですか。

⑤医療に含まれる正規の医療費以外の費用（マッサージ、整体など）や代替薬品（ビタミン剤、シップ薬、健康食品など）、おしめや電動ベッドなどの費用は考えていますか。

これらの医療費や介護費用などは、これから先、何回も変更されることが予想されます。増大する医療費や福祉費を、政府は抑制しようとしているからです。その反面、介護保険料はうなぎ登りに上がりました。二〇〇〇年に月二五〇〇円でスタートしたのに、二〇〇六年には五〇〇〇円を超えている地方自治体もあります。市町村から公報や新聞などによって、常に新しい情報を把握しておく必要があります。

法的問題――成年後見制度

人は死亡すれば、直ちに銀行や郵便局の本人名義の口座は閉鎖され、他人が引き出すことはできません。認知症患者はまだ生存中ですから、口座も開設されたままです。

認知症が進行し、もはや自分で考え、決定し、実行する能力が失われている場合には、法的保護と代行が必要になります。複数の家族がよく協議する必要があります。具体的には、これまでつけていた家計簿の項目や金額に誤りがあることや、通常では納得できない請求書が次つぎに送られてくること、不必要な品物を買い込んでくるなどの事実が、病気の始まりや進行を示唆します。

わが国では二〇〇〇年四月、ちょうど介護保険制度の発足と時を合わせて、「成年後見法」が制定されました。この制度は、精神の障害により判断力を失った人のために、後見人がその人に代わって各種福祉サービスの契約を代行したり、詐欺や悪質な取引により財産を詐取されることがないように目を配るものです。当然、認知症になった高齢者も、この制度で保護されることになります。

痴呆症状などの障害の程度により、判断能力が欠如している人（最重症）に対しての「後見類型」、判断能力が著しく不十分な人（重症）に対しての「保佐類型」、判断能力が不十分な人（中等症）に対しての「補助類型」の三つの類型の後見人が選定されることになりました。この成年後見制度は家庭裁判所の管轄ですから、そこに出向いて相談するといいでしょう。

家庭裁判所では、本人、配偶者、四親等内の親族、検察官など（身寄りがない場合は市町村長）の申請に基づき、本人の状況を調査し、必要と認めれば後見人を指定します。家庭裁判所は専門医（精神科医、神経内科医など）に鑑定書を要求しますので、その作成のために本人が病院を受診し、病歴聴取、身体的検査、メンタルテスト、画像検査などを受けることになります。

従来は財産管理ができない者に対しては、禁治産者、準禁治産者などの判決を地方裁判所からもらわなければならなかったのですが、これは時間もかかり大変な精神的負担でした。増え続ける高齢者と、それにともなって生じる多数の認知症患者という現実を前にして、法の整備が行われたのです。

家族が忙しくてとても手が回らない場合、弁護士に相談するのも一つの方法です。その場合、弁護士には弁護士費用はいくらか、その費用で何をどこまで、そしていつまでにやってくれるのかを、はじめにはっきりと聞き、それを書面にしたためておくことが必要です。

欧米人と違い、日本人は裁判を嫌います。判事（裁判官）、検事、弁護士などは一般人とは違う人種と思いがちです。ですから、弁護士に何かを依頼する場合でも、曖昧なままで任せてしまうきらいがあります。あとでこんなはずではなかったと弁護士との間でトラブルになり、費用の無駄と精神的疲労をこうむらないためにも、この際、きっちりとはじめに取り決めをしておくべきです。

介護保険で利用できるサービス

（どのサービスが受けられるか、どう組み合わせるかなどは、役場に申請した後、係の人、またはケアマネージャー＝介護支援専門員と相談して決めます）

●地域密着型サービス

夜間対応型訪問介護
認知症対応型共同生活介護
小規模多機能型居宅介護
認知症対応型共同生活介護（グループホーム）
地域密着型特定施設入居者生活介護
地域密着型介護老人福祉施設入所者生活介護

●在宅サービス

訪問サービス
- 訪問介護（ホームヘルパーサービス）
- 訪問入浴介護
- 訪問看護
- 訪問リハビリテーション
- 居宅療養管理指導

通所サービス
- 通所介護（デイサービス）
- 通所リハビリテーション

短期入所サービス
- 短期入所生活介護（ショートステイ）
- 短期入所療養介護

特定施設入居者生活介護
特定福祉用具販売（車椅子、歩行器など）
福祉用具貸与

●施設サービス

介護老人福祉施設
介護老人保健施設
介護療養型医療施設

＊上記について、「介護予防」を目的にしたサービスが2006年4月から新しく開始されました。

認知症のための主な介護施設・医療機関

①老人性痴呆疾患治療病棟
精神科を持つ病院に併設。認知症の入院・治療機関。医療保険で利用。

②介護療養型医療施設（療養型病床群・老人性痴呆疾患療養病棟）
長期にわたって治療・介護をする病院・病棟。療養型病床群は長期療養の必要な人が対象。

老人性痴呆疾患療養病棟は、行動異常、精神症状のための長期療養の人が対象。医療保険、介護保険で利用。

③介護老人保健施設（老人保健施設）
自立生活がむずかしく、家庭での介護が困難な人が対象。リハビリやケアをしながら、家庭生活への復帰が目的（3カ月程度の入所）。介護保険で利用。

④介護老人福祉施設（特別養護老人ホーム）
入院治療は必要ないが、常に介護が必要な、在宅介護の困難な人が生活する施設。病気で急性期の人は、利用できない。介護保険で利用。

⑤グループホーム
小人数の認知症の人が共同生活をする。介護職員が配置されている。介護は介護保険で利用するが、食事や入居費用は自己負担。

⑥有料老人ホーム
民間運営の老人施設。介護が必要でも利用できる所、介護が必要になれば退所しなければならない所など、施設によって条件が異なる。費用にも幅がある。

⑦ケアハウス
介護は必要ないけれど、独りでの生活は不安という人の住居。一般的に利用料が有料老人ホームより安い。入浴や食事などは介護保険でのサポートが利用できるが、常時介護が必要になったら退所しなければならない。

エピローグ

介護者（家族）は疲れきっている

繰り返すようですが、認知症の患者の介護者は疲れきっています。真面目な人ほど疲れるのです。極端に言えば、その人たちにとっては、認知症の診断などどうでもいいのです。現在自分が背負っているこの肉体的、精神的苦しみをなんとかしてほしいと願っているのです。

診断などどうでもいいと言いましたが、実は「あなたの母親は（父親は、妻は、夫は）アルツハイマー病です」と医師から告げられたときの家族の驚き、落胆は大変なものです。人によって、そのあとの反応はさまざまです。

第1章で紹介した梅森さんの夫は、妻の病気を世間体が悪いと思って隠そうとしましたが、これも一種の反応です。また、ある患者さんの娘は、母を最初に診断した病院の診断が正しいのかどうかを確かめるために、他に三カ所の病院に母を連れて行きました。最後の病院が私の勤める大学病院だったのですが、その結果を聞いて、娘さんはすっかり落ち込んでしまいました。そう言われれば、二年前から軽い症状が出ていたのだ、もっと早くに気がついていれば、ひょっとしたらこんなに悪くならなかったかもしれない、と自分を責めたのです。

このように、悲しんだり、落ち込んだり、隠そうとしたり、否定しようとしたり、罪の意識にかられたりと反応はさまざまです。

すこし時間が経つと周囲が見えるようになり、気持ちも落ち着いてきます。そのときに介護者がしなければならないことは、自分の気持ちを理解してくれる人を探すことです。自分の中だけに悩みや苦しみをしまっておかないことです。兄弟姉妹、親類などで、親身になってくれそうな人を見渡してみましょう。友人の中に、同じような状況であった「先輩」がいるかもしれません。その人がくれる情報は役立ちます。

先ほど述べたように、日本では二〇〇〇年四月から介護保険制度が始まりました。市区町村役場にはその窓口があり、係員が対応してくれます。介護保険制度が始まる前から、在宅介護支援センター（二〇〇六年四月から地域包括支援センターに改組）などが民間で運営されていましたから、そこに相談するのもいいでしょう。ある支援センターはその案内状に「在宅介護に関する悩みでしたら、どんなことでもお気軽にご相談下さい。秘密は厳守いたします。ご利用は無料です。対象となる方はおおむね六十五歳以上の方で、身体が虚弱、寝たきり、痴呆などのために日常生活を営むことに支障のある方と、このような方を介護されているご家族など」と書いてありました。

もう一つ頼りになるのは、日本アルツハイマー病協会（旧・呆け老人をかかえる家族の会＝二〇〇六年六月から「認知症の人と家族の会」と改称。http://www.alzheimer.or.jp/）という組織です。この組織は、認知症の患者を持った家族が一九八〇年に呆けの人の介護は家族だけではできない、もっと社会が関心を持ってほしいと呼びかけて、「家族の会」を作ったのです。地道な運動が認められ、認知症の人の介護はその家族だけでなく、社会全体で看ていこうということになり、介護保険制度ができるきっかけになりました。

この会は、国際アルツハイマー病協会とも密接な連携をとり、各国の優れた介護と支援の方法を取り入れています。相談ごとがあれば、連絡をされるといいと思います。ホームページを開くと、悩み事の電話相談の窓口や、全国に四一（二〇〇六年現在）ある支部の連絡先などが掲示してあります。

先に紹介した新聞報道も一例ですが、お年寄りが虐待されて死亡する事件が相次いでいます。認知症の父親を息子が家で看ていたが、親がますます言うことに従わなくなり、介護疲れが昂じて思わずかーっとなって暴力を振るったところ死んでしまった、というのもその一つです。自分を育ててくれた親を殺すなんて、なんとひどい息子だと思いがちです。殺人に弁解の余地はありません。しかし、息子をそこまで追い込んだのは何であるかは、きちっと分析する必要があります。もしかしたら、あなたも加害者として被告席に座るかもしれないのです。介護をしている最中に、どのようなサインがあなたにあらわれたなら、危険信号が灯《とも》るのでしょう。

①イライラ感が最近増してきた。
②わけもなく涙が出てくる、泣きたくなる。
③テレビを見ても面白くないし、何ごとにも興味がなくなってきた。
④寝つきが悪くなって、夜中に何回も目を覚ます。
⑤食欲が落ちてきた。体重も減少した。
⑥酒の量が増えてきた。精神安定剤や睡眠薬を多用するようになった。
⑦腹が立って、辺りの物を壊したくなる。実際に新聞紙を引きちぎったり、茶碗を流し台にぶつけて割ったこともある。
⑧我慢できずに、お年寄りに手を出してしまった。
⑨むしろ自分が死んでしまったほうが楽だ、と思うようになった。

右に挙げた項目のうちいくつかは、うつ病（あるいはうつ状態）の症状です。項目の⑥以降、特に⑦⑧⑨に気づいたときは、黄色信号を超えて赤信号です。すぐに精神科医など専門医に相談すべきです。

このような性格の人は真面目で、責任感が強く、すべて自分でしなければ気がすまない、あるいは世間の迷惑になると考えがちの人です。他の家族のメンバーや友人、親類の人や隣近所の人たちも、よく観察すれば、介護をしている人が最近おかしいと気づくはずです。彼に代わって市町村の窓口へ行き、事情を説明してあげるのもいいでしょう。

とにかく、何でも自分一人で背負い込むことがないように、説得する必要があります。

Home, sweet home

イギリスの民謡です。「埴生の宿もわが宿、玉の装いうらやまじ……」。自分の家ほどよいところはない、たとえそれがどんなにみすぼらしくても、という内容です。美しいメロディーと心を打つ日本語訳の歌詞のためでしょう、明治時代から、わが国でも広く歌われてきました。

私は二年ほど前に、大学病院に入院したことがあります。病室のベッドに仰向けに寝て、天井を見つめているときに、ふっとこの歌が頭に浮かんできました。検査のための短期間の入院ですら、この歌を口ずさんだのですから、長期間入院せざるを得ない人なら、さぞかし早く家に帰りたいと思うことでしょう。

認知症の患者も同じです。それを単に「帰宅願望が強い人」、と片づけてしまっていいのでしょうか。彼らが「家にどうしても帰りたい」と訴えたとき、「この人は認知症だから、その要求は聞き入れる必要はない」とどうして言えるでしょうか。

確かに、彼らの主張の根拠には、おかしい点があります。

「私の結婚式の日が迫っているのです。ここでこうしては居られません。ああ困った、どうしましょう」（八十四歳、女性）

「小学生の孫が学校から帰ってくる時間です。いつものようにおやつを用意しておかなければなりません。もうそろそろ三時です。早く帰らなければ間に合わなくなります」（九十歳、女性）

前者は六十年、後者は三十年の時制のずれがありますが、自宅が home, sweet home であることに違いはないのです。

私が本書で何回も強調してきたことの一つは、認知症患者の介護は、家族だけでするには限界があるということです。各種施設を利用するなど、社会的サービスを大いに利用しようと主張したのです。

しかし誤解してはいけないことは、施設に入所させる、ありとあらゆる社会的サービスを受けさせることで「お払い箱」にしてはならないということです。「あとは知らん顔」は、しないでほしいのです。

社会的サービスの利用により、家族の介護負担が軽くなります。その結果、家族にゆとりの時間、ひと休みの時間ができます。ゆとりができれば、お父さん（お母さん）あるいはおじいさん（おばあさん）はいまどうしているだろう、食事は食べたかな、ほかの人と仲良くやっているかな、との思いを馳せるゆとりも出てくるはずです。

他人に預けて、精神的にも肉体的にも楽になり、何カ月も経つとそれが当たり前になってしまいやすいものです。かつての家族の一員が家に居ないのが当たり前で、「厄介な人」が居るのが、異常になってしまうのです。

症状の重さから、もはやずっと一緒に暮らすことは難しくはなっていても、一週間、せめて三日でも家族と一緒に暮らし、そのあと施設に戻ってもらうような、温もりのある家族であってほしいと願っています。全国の介護施設は、本来、そのような目的で作られたのですから。

PHP新書
PHP INTERFACE
http://www.php.co.jp/

中島健二［なかじま・けんじ］

1939年東京生まれ。現在、(財)京都地域医療学際研究所副所長。介護老人保健施設「がくさい」施設長。京都府立医科大学名誉教授(神経内科)。カナダのウェスタン・オンタリオ大学客員教授。京都府立医科大学卒業後、同大学大学院(精神科専攻)修了。東京逓信病院脳神経外科を経て、秋田県立脳血管研究センター病院長、京都府立医科大学神経内科教授、国立舞鶴病院院長などを歴任。また、第3回「アルツハイマー病と血管因子に関する国際会議」(2002年)の会長を務めた。

著書に『痴呆症——基礎と臨床の最前線』(金芳堂)、『この日本で老いる』(世界思想社)、『脳卒中は防げる治せる』(講談社)など。

家族のための〈認知症〉入門

PHP新書416

二〇〇六年九月一日 第一版第一刷

著者――中島健二
発行者――江口克彦
発行所――PHP研究所
東京本部――〒102-8331 千代田区三番町3-10
新書出版部 ☎03-3239-6298(編集)
普及一部 ☎03-3239-6233(販売)
京都本部――〒601-8411 京都市南区西九条北ノ内町11
組版――有限会社エヴリ・シンク
装幀者――芦澤泰偉＋児崎雅淑
印刷所
製本所――図書印刷株式会社

ISBN4-569-65463-0

ＰＨＰ新書刊行にあたって

「繁栄を通じて平和と幸福を」(PEACE and HAPPINESS through PROSPERITY)の願いのもと、ＰＨＰ研究所が創設されて今年で五十周年を迎えます。その歩みは、日本人が先の戦争を乗り越え、並々ならぬ努力を続けて、今日の繁栄を築き上げてきた軌跡に重なります。

しかし、平和で豊かな生活を手にした現在、多くの日本人は、自分が何のために生きているのか、どのように生きていきたいのかを、見失いつつあるように思われます。そして、その間にも、日本国内や世界のみならず地球規模での大きな変化が日々生起し、解決すべき問題となって私たちのもとに押し寄せてきます。

このような時代に人生の確かな価値を見出し、生きる喜びに満ちあふれた社会を実現するために、いま何が求められているのでしょうか。それは、先達が培ってきた知恵を紡ぎ直すこと、その上で自分たち一人一人がおかれた現実と進むべき未来について丹念に考えていくこと以外にはありません。

その営みは、単なる知識に終わらない深い思索へ、そしてよく生きるための哲学への旅でもあります。弊所が創設五十周年を迎えましたのを機に、ＰＨＰ新書を創刊し、この新たな旅を読者と共に歩んでいきたいと思っています。多くの読者の共感と支援を心よりお願いいたします。

一九九六年十月

ＰＨＰ研究所